どうせ一度きりの人生だから

医師が教える
後悔しない
人生をおくるコツ

医師 川嶋 朗

アスコム

あなたは
自分の人生に
何点つけますか？

満点をつけられなかった人は、
何を悔いていますか。

これから、
何をしたいと
思っていますか。

人生、何があるかわかりません。

だから、
いざというとき、
人生に悔いを
残さないために
1つ提案があります。

「もしも、
明日人生が終わるとしたら？」
と考えながら
生きてください。

今なすべきこと、
これからやりたいことが
見えてきます。

あなたの人生を
今よりも
豊かにするために、
幸せな最期を
迎えるために、
「死」を意識して
生きるのです。

はじめに　死を意識した患者さんたちの後悔

私は統合医療SDMクリニックの院長をしています。

このクリニックでは西洋医学、東洋医学、補完代替医療等の区別なく、統合医療という立場で、患者さんそれぞれにもっとも適した、より効果がある方法を最優先に考え、治療にあたっています。

私は、患者さんにはなるべく多くの選択肢を持つ権利があり、その情報を提供するのが医師の役割だと考えています。そのためには、西洋医学では埋められない部分でほかの手段、つまり統合医療も必要なのです。

はじめは、西洋医学ではカバーできないところを補完代替医療でカバーしようという気持ちだったのですが、患者さんの話をうかがっていくうちに、患者さんから多くのことを教わりました。

私のクリニックには、末期がんの方など、ほかの病院で見放された患者さんもたくさん来院されます。みなさん、病気や死への不安や恐怖で気持ちが揺れ動いています。

そうした患者さんたちに、親身に相談にのっていくなかで、人間は死を意識したときに後悔することがたくさんあるのを知りました。

病気が悪化する前に、「もっと生活習慣を改善しておけばよかった」「あれほど人を憎んだり恨んだりしなければよかった」「夢に挑戦できなかった」とさまざまに悔いるのです。

私は終末期医療の専門家ではありませんから、患者さんに穏やかな最期を迎えてもらうために相談にのっているわけではありません。

治療の手始めとして、患者さんたちがどのように生きてきたのかをとことんうかがい、患者さんご自身が、病気になった原因を見つけるお手伝いをするために相談にのっています。

そのなかで、患者さんが口にする後悔こそ、病気になった原因である可能性が高いのです。

─○ 病気は自分がつくっている

「病気は自分がつくっている」というのが私の持論です。

病気になってしまった人には、必ず原因があります。

とくに生活習慣病やがんなどは、生活習慣の乱れや考え方、生き方が原因になっていると考えています。

ですから、私のクリニックに来る患者さんには、「何か普段の生活で間違っていたと思うことはないですか」と、必ず聞くことにしています。

暴飲暴食、不規則な生活、運動不足、冷え、人間関係のストレスなどなど、何か原因があるはずなのです。

患者さんのなかには、「母親を恨んでしまった」「職場の人間関係で苦しんでいた」ことを後悔する人もいらっしゃいます。

それらが原因となって大病を発症してしまったのです。

患者さんの相談に親身にのってきたなかで、体と心は連動しているということを、つくづく教えてもらいました。

体と心は互いに大きく影響し合っています。病気を完全に治そうと考えるなら、体と心を統合して考え、両者にアプローチできるような治療を行わなければならないのです。

体と心の両者にアプローチして原因がわかれば、「体や心をいたわらなかった自分」や「母親を恨んでしまった自分」「職場の人間に悪感情を持ってしまった自分」を悔い改めることで、根本的な治療が可能になります。

しかし、現代医学の主流をなしている西洋医学は、体と心を別々のものとしか考えていません。そのため、患者さんがたとえ心のストレスを訴えても、それを治療の参考にしようとは考えないのです。

━○ 西洋医学は原因がわからない病気にはお手上げ

ほとんどの患者さんが、「病院に行けばなんとかしてもらえる」と思っています。

でも本当は、医師はあなたの病気を治すことはできません。

たしかに、医師は命を救うのが仕事です。目の前に来た患者さんを救うことを使命と考えています。しかし、医師は根本原因がわからなければ「治せる」とは言えないのです。

現在、病名がついている病気のほとんど、とくに、自分の体のなかでつくってしまう生活習慣病やがんは、その根本原因がわかっていません。根本原因がわからなければ病気は治せません。

「病院で精密検査を受ければ、病気の原因なんてすぐにわかる」というのは、残念ながら誤解です。根本的な原因が解明されている病気はほとんどなく、検査をして

わかるのは病気の症状を引き起こしている直接原因くらいなのです。

体のどこに悪性の腫瘍ができたのかはわかっても、なぜ悪性の腫瘍ができたのか

という根本的な原因はわかりません。

原因がわからなければ、医師ができることは「薬や治療法を使って、その病気を

一時的に抑え込む」ということだけです。医療技術は日進月歩で進化していますが、

症状を抑える治療をしたり、薬を出したりすることを繰り返すだけなのです。

原因がわからないかぎり、延命することはできても、その病気を根本から治すこ

とはできません。

──◯ 死を覚悟したとき、人は考え方を変える

病気の根本的な原因は患者さん自身にあり、それに気づくことができるのは患者

さんだけだと私は考えています。

それに気づいて、自分を正せる患者さんが、西洋医学の常識では信じられないよ

うな奇跡を起こすのです。

医師から「もう治りません」と言われても、「なぜ病気になったのか」がわかれば、その原因を取り除いていくことで、体がもともと持っている「生きる力」が患者さんを後押ししてくれるような治療法を見つけることができます。

実際、ほかの病院で見放されて余命3カ月と宣告された末期がんの患者さんが、うちのクリニックで治療を受けたら、3年経ってもピンシャンしているという例もあります。

医師から「もう助からない」と言われた患者さんが、病気になった原因を見つけて、そこを是正することで回復した例もたくさんあります。

病気が悪化して死を覚悟したとき、人は自分の後悔に気づき、真剣に生き方や考え方を変えようとするのです。

● 死と向き合わないと、自分にも家族にも後悔が残る

私たちは、普段、「自分は大病にはならない」とタカをくくって生きています。

そのため、自分の死をほとんど考えていません。ですから、いざというときにうろたえたり、家族に迷惑をかけたりすることになるのです。

卵巣がんになった母親が、障害のある息子を残しては死ねないと、医師から「このがんに関して治った例がない」と言われているにもかかわらず、高額な遺伝子治療に手を出してしまったなど、自分の死と向き合えなかったがために、進むべき道を見誤ることもあります。

生死の境をさまよう場面では、患者さん本人ばかりでなく、家族もむずかしい選択を迫られます。本人が延命治療を望んでいないことを伝えておかなければ、家族に大きな負担をかけてしまいます。

15

また、医師から「この治療を行うことで一歩間違えると出血して死んでしまう可能性もあります。どうしますか？」と聞かれれば、家族は大いに迷わされます。あるいは、五分五分の成功確率で手術をするか、手術をあきらめて寝たきりを選択するか、という究極の決断をしなければならなかったご家族もいます。

●── 医師任せにしてしまった後悔

患者さんのなかには、「適切な治療を受けられなかったために、こんな状態になってしまった」と、医療への後悔を口にする人もたくさんいます。

医師は自分の価値観を患者さんに押し付けようとします。外科医であれば、すべて「手術ありき」で対応します。ほかの治療法は考えません。あるいは、がんになっても医師にかかるなという価値観をお持ちの医師もいます。

私から見れば、どちらも医師の価値観の押し付けに思えます。医師の価値観を押し付けられたことを後悔する患者さんたちを前にすると、「他人のふり見て我がふ

16

り直せ」という言葉を噛みしめないわけにはいきません。

可能な限り、その患者さんの望みがかなえられるように、西洋医学であろうが補完代替医療であろうが、あらゆる手段を使う。ひとことで言うと、受ける側が幸せを感じてくれるような医療、それが統合医療であると私は考えています。

そこで、さまざまな治療法を用いていますが、私のほうから「この治療をやりましょう」という押し付けはしません。治療法についての情報を提供するだけです。それをやるかどうかは患者さんとそのご家族に決めてもらっています。

● 統合医療を目指した理由

じつは私の右足のふくらはぎには腫瘍があって、これまで足の痛くない人生は一度もありません。小さいころから東京中の大学病院や総合病院をすべて回りましたが、どこに行っても原因がわかりませんでした。

「自分でやらなきゃどうしようもないな」という気持ちになったのが、医師を志したそもそものきっかけでした。

中学時代、母がリウマチを患って、痛み止めの治療がつらかったのか、夜ときどき泣いていました。

ところが、ある鍼灸（しんきゅう）の先生に会ってから、すやすや眠れるようになったのです。

これはすごい、東洋医学を侮（あなど）ってはいけないと思いつつ医学部に進学して、東洋医学研究会というサークルをつくって勉強しました。

しかし、医師になったときは西洋医学全盛の時代で、西洋医学を究めようと米国のハーバード大学の医学部に留学もしました。ところがそこで、西洋医学の限界を痛感したのです。やむにやまれず、気功やらホメオパシーやら波動やら、補完代替医療を次々と勉強しました。

そうこうしているうちに、東京女子医大の別施設からお呼びがかかり、自然医療の外来を担うことになり、それがきっかけで、日本の医科大学では初めて統合医療を実践する東京女子医科大学附属青山自然医療研究所クリニックが誕生しました。

そして、統合医療の継続にはその教育が不可欠と考えて、神奈川歯科大学大学院に統合医療学講座を設け、その東京の教室に併設するかたちで、現在のクリニック

を開設しました。

○─ 理想の死を考えると、後悔なく生きられる

本書では、来るべき死を他人事ではなく、自分にも必ず訪れる人生の義務のようなものととらえ、まだ元気なうちに死について考えていただくために、私が今まで医療に従事するなかで見聞きしてきたことを、エピソードを交えてご紹介していきます。

さまざまなエピソードをご紹介するのは、何もあなたを怖がらせるためではありません。患者さんたちが吐露する後悔の一つひとつが、「よりよく生きる」「悔いのない人生を送る」ための警鐘であり心得となると考えるからです。

私は「自分の理想的な死とは何か」を考えることを、QOD（クオリティ・オブ・デス＝死の質）の充実であると提案しています。

QOL（クオリティ・オブ・ライフ＝生活の質）を高く保ったまま死を迎えられれば、非常に満足のいくQODになるのではないかと思っているからです。

QOLというのは、医療や介護の現場で使われはじめた言葉で、当初はがんなどの病気になって手術や治療を受けても、その後の日常生活が支障なく送れる状態のことを指していました。

つまり、QOLが低下するといえば、（手術などをすると）人間らしい生活の質が保てなくなることをいいます。

しかし、QOLは今では広範囲に使われるようになり、人生における心の充実度まで指すようになりました。

そこで私は、死ぬ瞬間までいきいきと自分の理想的な生き方をし、残された家族に対する後悔もなく、最期も希望どおりの死をかなえることが理想的なのではないかと思い、QOD、つまり死の質を高めましょうということを提案しているのです。

2 0

私がこの本を書いたのは、今生きている人たちが後悔なく生きるにはどうしたらいいか、そのヒントを提示するためです。

本書で紹介する、死を意識したときに吐露された患者さんのさまざまな後悔が、みなさんが「悔いなく生きる」ための指針となることを願ってやみません。

川嶋　朗

第 2 章

悪習慣が未来のあなたをダメにする

第 **3** 章

「心の毒」は
体にとっても毒だと心得る

第 **4** 章

医者は病気を治せない
と知っておく

終わりを意識して
今日を生きる

おわりに

医療処置についての意思確認表

自らの死に際しての意思確認表

＊本書は、2013年6月に弊社より刊行された『医者が教える 人が死ぬときに後悔する34のリスト』を改題し、一部加筆・修正したものです。

第 **1** 章

明日を今日よりも
もっと輝かせる

「なぜ生きたいのか」を
真剣に考えてみる

○─ 医師は奇跡を起こせない

私が院長をしている統合医療SDMクリニックには、西洋医療では手の施しようもなくなり、「手は尽くしましたが、もう助かりません。余命〇〇です」と宣告された方がたくさんいらっしゃいます。

木村さん（仮名、50代男性）もそのひとりでした。今まで病気らしい病気をしたことがなかったのに、いきなりステージ4の肺がんを宣告されてしまったのです。胸が苦しくなって病院に行き、調べた結果、胸水がたまっていました。肺腺がんでした。進行してリンパ節への転移や遠隔転移を起こしやすく、死亡率が高いがんと言われている病気です。

「先生、お願いします。まだ死にたくないんです。なんとかしてください」

こう訴える木村さんの緊張をほぐそうと、私はこう申し上げました。

「多分、大丈夫だと思うんですけど。治療すると、生きちゃいますよ。生きちゃって、よろしいんですか」

すると木村さんの顔が緩み、それまで怖れと不安に歪んでいた表情に、かすかな笑みが浮かんできました。

笑いが取れたらこっちのもの。患者さんがなんとかなると自分で思ってくれれば、それだけでずいぶんと違います。

病気が悪くなるか、よくなるかは、その人の考え方や態度次第です。病気に気持ちが負けて、よくなろうという意欲を失くしてしまえば、快方に向かうことはありません。患者さん自身がよくなろうと思わなければ、よくはならないのです。

詳しくは第4章でお話ししますが、医師が患者さんを診察してわかるのは患者さ

32

んの病態だけで、どんな名医でも、その病気を引き起こした本質的な原因はわかりません。原因がわからなければ、それを取り除くことはできません。

だから医師は病気を根本から治すことも、何かの魔法で奇跡を起こすこともできません。医師が患者さんに提供できるのは、その病態に合った病名、そして症状を一時的に抑える治療だけです。

「はじめに」でも触れましたが、病気の根本的な原因は患者さん自身にあり、それに気づくことができるのは患者さんだけだと私は考えています。それに気づいて、自分を正せる患者さんが、西洋医学の常識では信じられないような奇跡を起こすのです。

○─ 死を意識すると、生きたい理由を真剣に考えるようになる

「木村さんは、どうして生きたいんですか?」

私の質問が予想外だったのでしょう。木村さんは、「エッ?」と言ったきり絶句

してしまいました。けっして私は意地悪でこんな質問をしたわけではありません。

今までたくさんの患者さんを診てきましたが、「なぜ生きたいのか」を真剣に考えてこなかった人があまりにも多いのです。

たいていの人が、死にたくない理由、まだ生きていたい理由すら真剣には考えていません。そのため、生活習慣病のリスクだらけの日々を送って、ある日突然、死を意識せざるを得ない状況に直面してしまうのです。

病気は、「こんな生活や考え方をしていたら、とても健康ではいられません」と体と心が発するSOSです。言葉を発せない体や心が「なんとかしてくれ！」と悲鳴を上げてあなたに訴えているのです。

それでも自分を正さず、体や心をいたわらない人には「ここまで悪くならなければ、気づいてくれないのか！」と体が最後通牒をつきつけ、死を強く意識するがんのような重い病気を発症して、「このままでは、とても生きていられない！ なん

34

とかしてくれ！」と必死で訴えるのです。

がんという病気は、考え方によってはいい病気だと、私は思っています。がんは、たとえ早期であっても死を意識する病気です。ここで死んではまずいと思えば、なんとか病気を治そうという気力が湧いてくるし、習慣を変えてでも生きようとするからです。

死を意識するということは、自分自身の寿命を意識することです。自分自身の寿命を意識すると、「生きることには限りがある」と考えざるを得ません。ならば、そのなかで自分がやりたいことは何かを真剣に考えます。

それをやるためには、あとどのくらい生きていたいのかを考えるのです。

そして、限りある時間を自分のやりたいことのために有効に使うには、健康でいることが大切だと思い、医療とのかかわり方をきちんと考えるようになるのです。

── ○ 今、自分が死んで困ることはなんですか？

絶句してしまった木村さんに、私は「死んで困ることはなんですか？」と聞きました。「死んでは困ること」、それが患者さんのやるべきこと、やれること、やりたいこと、つまり生きたい理由だからです。

こう告げる木村さんの目には力がありました。これが木村さんの「生きたい理由」だったのです。

「両親が健在なので看取りたい」
「子どもはいないが、妻と一生添い遂げたい」

「なぜ生きたいのか」がハッキリとわかっていれば、気持ちが前向きになります。前向きな思いでいると、その気持ちによってホルモン環境も変わるので、体にいい

36

影響が出てきます。生きたいと思えば、生きる方向に向かうのです。

どんな治療をするにしても、患者さん自身の気持ちが後ろ向きでいたら、効果は期待できません。そのためには、なぜ生きたいのかを考えることが大切なのです。

自分の「予定寿命」を
決めてしまおう

QODを高めるために予定寿命を想定しておく

私の提唱するQODは、健康なうちに理想的な自分の死に方について考え、そこまで健康に生きるためには何をするべきか、つまり「自分の目指す健康寿命をまっとうするためにはどうしたらいいのかを普段から考えておくことで、QOLも高まる」という意味を持っています。

まずは予定寿命を決めてしまう。そうしたら、その日までの道のりを逆算してみる。そうすると、人生がより具体的になります。

仕事では期日までに納品をしたり、月々の売り上げ目標を達成したりするために、「TO DOリスト」、つまり「やることリスト」をつくって終わったら赤線で消したり、チェックボックスにレ印を入れたりします。同じように、QODを達成するためのリストをつくることを、私はおすすめしています。

人生の「TO DOリスト」をつくらなかったことで、死ぬまでにやっておけず に後悔することだってあると思うからです。

「やるべきこと（HAVE TO DO）」「できること（BE ABLE TO DO）」「やりたいこと（WANT TO DO）」と整理していくと、行動が明確 になり、人生が変わります。

─○ 私の「TO DO」リスト

今は息子が2人とも独り立ちしたので、妻と2人でぜひ行っておきたいところへ の旅をはじめています。秘境のような場所だと危険なこともあるかもしれませんけ れど、夫婦仲良く天国へ旅立つというのも、悪くないと考えています。妻が望むか どうかは別ですが。これが私のまず「やりたいこと（WANT TO DO）」に なります。

私が実践している統合医療は、人を幸せにするために西洋医学や補完代替医療を

駆使するものです。しかしながら、日本では医師会や行政が積極的に取り組んでおらず、無法地帯といっても過言ではありません。そのため心ない提供者やいい加減な実践者があとをたたない状況です。

私の「やるべきこと（HAVE　TO　DO）」は、統合医療の教育を確立し、正しく普及することです。そのために神奈川歯科大学大学院統合医療学講座を開設しました。

死ぬ間際になったら、痛いのは嫌だから緩和ケアはしてほしいです。それ以外の延命治療は何もやるなと言っています。この本の巻末につけたエンディングシートにも事細かに書き込んで、妻に渡してあります。

私は尿路結石を持っていて、これは本当に痛い。2度ほど症状が出ているので薬を飲んでいます。たぶんそうかな、と思いながら、大阪へ出張に行ったことがあるのですが、帰ってきて、自分で検査したら、腎臓が腫れていて、腎機能が落ちていました。妻に「もう1回ちゃんと診ていらっしゃい」と言われ、面倒だけれどそう

しました。

死ぬ病気なら多少痛みがあってもいいのですが、でも、尿路結石じゃ死ねません。凄まじく痛いけれど……。がんの家系でもないから、私はがんにはならないと思っています。ですから、痛みがなく死を迎えられるように、適当な時期に病気になるよう思案中です。それぐらい私は医師にかかるのが嫌いなのです。

それに、統合医療が患者さん本位の「人に優しい医療」としてやがて通常の医療となるために、私にはやらなければならないことが山ほどあります。

道半ばで今倒れるわけにはいきませんから、通勤はほとんど自転車を利用しています。そういう健康管理方法が私にとっての「できること（BE ABLE TO DO）」でしょうか。

──○ 家族と死について話し合う日をつくる

また、私は1年に1日、「家族と一緒に死について話し合う日」（＝シンキング・

オブ・デス・デイ）を設けることで、大切な人に自分の理想の死に方、最期のとき

の意思を伝える習慣をつけましょうと提唱しています。誕生日でも大晦日でも、い

つでも構いませんが、気が変わっても伝え忘れることがないように、毎年同じ日に

話すようにするといいと思います。

私は自分の死について、妻と頻繁に話すほうです。69歳まで生きれば、私の半生

は妻と一緒に過ごしたことになりますから、「そこまでは生きるよ」と言うと、妻

は私より9歳年下なので、「あなたが死んでから私ひとりになる期間も長そうね。

タバコでも吸って病気になろうかしら」などと、冗談を言うこともあります。

冗談めかして言いながら、妻は老後に安心して暮らせるように老人ホームの入居

資金を積み立てています。

やりたいことを
もう先送りしない

なまけちゃ
いられない！

─○ 若くして死を宣告されてしまっても

クリニックには、まだ若くして末期がんになった方や、ALS（筋萎縮性側索硬化症）の患者さんもいらっしゃいます。

ALSは、脳や末梢神経からの命令を筋肉に伝える運動ニューロン（運動神経細胞）が侵される病気で、原因究明の研究が多くの研究者によって進められていますが、今はまだ根治させる治療法がなく、難病のひとつに指定されています。

人生の半ばで死をつきつけられた患者さんが、「やりたいことがたくさんあるのに……」とおっしゃるたびに、胸がかきむしられるように痛みます。患者さんのご家族の思いを察すればなおさらのことです。

「医療は日進月歩、進化しています。明日があるからね。iPS細胞だってある。絶対に希望を捨てるな。希望を捨てたら終わりだから」

そう励まして、いろいろな補完代替医療の情報を提供します。そして、どんな治療をするか、最終的にはご自分とご家族で決めてもらっています。

── 人生の無駄遣いはできない

テレビドラマにもなった『さらば茨戸の湖よ──石狩川惜春譜』（講談社）は、私の大学の先輩のことが綴られたノンフィクションです。

茨戸というのは、北大ボート部が練習をする湖です。その先輩は、北海道大学医学部で医学を志していたのですが、左足大腿部を骨肉腫に侵され、21歳の若さで親を残して逝ってしまったのです。

骨肉腫は骨に悪性腫瘍が発生する原因不明の病気です。上皮組織である胃や肺などから発生した悪性腫瘍が「がん」であるのに対して、骨から発生した悪性腫瘍を「骨肉腫」と呼びます。人口100万人に対して年間約2人の発生頻度と推定される、がんにくらべてまれな疾病です。

当時は化学療法が発達していなかったこともあり、先輩は足を切断しましたが、全身に悪性腫瘍が転移してしまいました。

死を目前にして、自分の希望を親に伝えたのでしょう。自分の葬式には、大好きだったビートルズの「レット・イット・ビー」を流してくれと言ったそうです。私が現役の医学生のころの実話なので、余計に身につまされました。

20代で亡くなるというのは、きつい。なぜこんなにも早く最期を迎えなければいけないのだろうと、人生の不平等を感じてしまいます。

膵臓（すいぞう）がんの転移で58歳で他界した米国アップル社の創業者のひとりだったスティーブ・ジョブズは、生前、こう言っていました。

「もし今日が自分の人生最後の日だとしたら、今日やる予定を私は本当にやりたいだろうか」

人間いつ死ぬかわかりません。そう思えば、人生の無駄遣いはできないはずです。

─○ 生き方そのものに問題があるかもしれない

もし、あなたが何かの病気にかかっているなら、自分の体や心が何を伝えようとしているのか考えてみてください。

もし、生活習慣を改善したり、ストレスを軽減したりしても病状に変化がない場合は、あなたの考え方、生き方そのものに問題があるかもしれません。

思いもよらなかったところに原因があることもたくさんありますから、そう簡単にはわからないこともあります。それでも、原因究明を途中で投げ出すことはできません。それがわからなければ、快方に向かうことはないからです。

自分のことをいちばんよく知っているのは、あなた自身です。

自分自身で病気の原因を一生懸命に考え、それに気づくこと。

病気を治すためにはそれがいちばん大切なのです。

それでもわからないときには、あなたと生活をともにしているご家族に聞いてみるのもいいかもしれません。

「あと1年で人生が終わる としたら」を考える

── がんになってからの生存率が高い人

たくさんのがん患者さんを診てきて思うことは、患者さんの心の持ち方で生存率に大きな差があるということです。

がんになってからの生存率が高いのは、がんと積極的に闘う人。

次は、がんであることを無視できる人。

3番目は、医師の指示に従う人。

もっとも悪いのは、絶望してしまう人です。

がんにのみ込まれてダメになってしまう患者さんはたくさんいらっしゃいます。

女優の宮崎ますみさんは、がんと積極的に闘う人でした。

宮崎さんに乳がんが見つかったのは、主演映画「奇妙なサーカス」の撮影を終えて、念のための細胞診をしたときでした。

「最悪の場合、乳房の全摘出になる可能性もある」と医師から言われていましたが、その後の検査によって部分切除で十分対応できることがわかり、宮崎さんは手術を受けることになりました。

手術で腫瘍を摘出したあと、再発防止のため、乳房内に残っているかもしれない微小ながん細胞を破壊する放射線照射と、がん細胞を増殖させる女性ホルモンを抑えるホルモン療法をはじめました。

──◯ 死を受容したことで解き放たれた

主治医からは、放射線照射は疲れや肌のかさつき、焼け焦げのような痕が残ること、またホルモン療法は更年期障害と、それぞれ副作用が出ると聞かされていました。

この副作用が思いのほかひどく、とくにホルモン剤を飲むと疲労感、倦怠感がどんどん増していき、子どもたちに微笑むこともしんどくなったそうです。

52

そのとき宮崎さんは主治医と話し合い、やめた場合の再発の可能性を数字で示してもらい、最終的に自分でホルモン療法をやめる決断をしたのです。

「再発しない人は、たくさんいる。ならば再発しないという希望を持って生きていこう」、そう思ったら心も体も軽やかになったそうです。

宮崎さんは、当時の心境をあっけらかんと、こう表現してくれました。

「簡単なことですよ。死を受け入れたんです」

──○ 再発の不安が心身のバランスをむしばむ

がんは最初にできた原発巣（そう）と、原発巣から転移した転移巣に分けられます。

手術で原発のがんが完全に出されたならば、原発巣からの転移は起こりません。

再発がもし術後起こったとしたら、それはすでに手術の前に画像診断や腫瘍マーカーなどでもわからない微小な取りきれない病巣があったと考えられます。

よく「5年生存率」という言葉を聞きますが、この間に、わかるまでに増大すると考えられているからです。再発がんは早く発見しても治療は大変むずかしく、現在の医療（標準治療）では完治させることは困難です。

外科手術で病巣だけを切り取って退治しても、進行して広がったようなものはお手上げなのです。

それだけに、その間に受ける患者の精神的ストレスは大きく、再発するのではないかとの不安から心身のバランスを崩してしまい、治療に影響が出てしまうことがあります。再発という不安にのまれてしまうのです。

──○ ストレスの多い生活を見直す

多くの病気は、心の影響を少なからず受けています。がんの発症の原因について

も、食生活や喫煙などの影響がよく言われますが、そこに大きく影響を及ぼしているのは心のストレスです。

宮崎さんに、「病気になった原因ってなんだったと思いますか」と聞くと、「だから離婚したの」とおっしゃいました。

自分が抱えた矛盾やエゴ、執着。そうしたさまざまな葛藤から乳がんになった。

がんは自分自身がつくってしまったんだと受け入れたら、恐れがなくなったのだそうです。

原因がわかったのだから、病気をつくってしまうようなストレスを遠ざけるようにしたのです。

死を意識したことで、それまで自分自身がつくっていたさまざまなストレスから解き放たれる感覚があったそうです。

宮崎さんは、がんになった原因だったストレスフルな生活を改めることで、気持ちが楽になり、がんを克服されたのです。

── ○ 潜在意識のなかに病気の原因が隠れていることも

宮崎さんは、がんを克服した体験から、病にも目的があり、人の心の奥底には自らを健全な状態へと戻していく大いなる治癒力が備わっていることを知ったと言います。

2年に及ぶ壮絶な乳がん治療の間に、心と体と魂のバランスの重要性を身をもって経験した宮崎さんは、すっかり回復して催眠療法（ヒプノセラピー）を本格的に学び、今はヒプノセラピスト（催眠療法士）として活躍されています。

私も催眠療法士の認定を持っていますから、催眠療法士仲間ということになります。

催眠療法の世界では、病気の原因がわからない場合に潜在意識に戻ってもらう「退行催眠療法」という治療方法があります。

患者さんに過去の記憶に戻っていただき、心理的に傷ついていることはないかを、

カウンセリングしながら聞き出すのです。

人間の心のなかで顕在化している意識は氷山の一角で、普段意識していない潜在意識のなかに、病気の原因が隠れていることもあると、私は考えています。

夢はあきらめるため
ではなく、
叶えるためにある

─○ がんを引き起こしたトラウマ

死を前にした患者さんが、ご自分の夢に全力で挑戦できなかったことを悔やまれることは少なくありません。とくに、治療を医師任せにしてしまったために、命をあきらめざるを得なくなってしまった場合は、悔やんでも悔やみきれないでしょう。

もっと早い時期に、夢に挑戦できなかったという思いが病気の原因だということに気づいていれば、本当はまだ望みがあったはずなのです。

がんが背骨に転移して、激しい痛みに苦しんでいた（高井さん仮名、50代男性）は、夢に向かうことで奇跡を呼び起こしました。

高井さんの病気の原因を見つけようと退行催眠を試みたところ、高井さんにはトラウマがあったのです。それは、つくりたい音楽をつくりたかったのにその夢がかなわなかったことでした。それが心の傷になっていたのです。

私は「今からでも遅くないですよ。好きな音楽をつくればいいじゃないですか」と話しました。そして、漢方医学やホメオパシー、音楽療法などあらゆる治療法を併用して治療しました。

そして、がんの痛みを緩和するため、放射線の治療を受けてもらうことにしたのです。ところが、高井さんを診察した放射線科の医師から「どこにも転移は見られません」という電話を受けたのです。

なんと、がんは高井さんからすっかり消えていたのです。

私には、どの治療法が奇跡を起こしたのかわかりません。私は患者さんが希望する治療法を提供しただけで、どの治療が効いたのかはわからないのです。ただ、高井さんががんになった原因をつきとめるお手伝いをしただけです。

もちろん、それですべての患者さんが完治するわけではありません。しかし、たとえ完治しなくても、医師にかからずにすむようになるとか、病気と仲良く付き合えるようになるとか、患者さんが苦しまずに病気と共存していく方法はたくさんあると考えています。

は病気が治ったことになるのではないでしょうか。

病気が完全になくならなくても、自分が幸せに日々を過ごしていけるなら、それ

◯ 人間の体には、優れた免疫機能が備わっている

そもそも、体がもともと持っている「生きる力」が阻害されて病気になるのです。

ちょっとむずかしいかもしれませんが、ご説明しましょう。

受精卵の驚異的な成長や分化に、あるがん遺伝子は必須ですが、その発現は誕生

とともに減退あるいは休止します。「休む」ということは、その細胞が何もしなけ

れば読み込まれない位置に隠れて存在しているということです。

ところが、私たちが生活していくなかで、ストレスを抱えたり、過剰な紫外線を

浴びたりすると、読み込まれるはずのないものが読み込まれてしまうことがありま

す。これが、がんの発生のきっかけになるのです。

私たちの体は37兆個もの細胞から成り立っていますが、この細胞のひとつの遺伝

子に対して、毎日なんと一〇〇万回ものアタックがあります。

一方、私たち人間の体内には、遺伝子の修復システム（遺伝子修復酵素やアポトーシス＝遺伝子に組み込まれた細胞死。おたまじゃくしの尾が消滅していくときに機能する現象）も働いています。たとえがん遺伝子が読み込まれそうになったとしても、ほとんどの場合、その遺伝子はまたたく間に修復されます。

しかし、一部は修復しきれず、平均してひとつの遺伝子異常が残ります。体には37兆個の細胞があるのですから、37兆個の遺伝子異常が起き得ます。そして毎日3000〜5000のがん細胞が発生するのです。ところが、その発生したがん細胞は、すみやかに免疫システムが消去してくれるのです。

このようなダイナミックな生態反応、免疫システムの結果を、私たちは「健康」と呼んでいますが、何かの理由で歯車が狂って、その異常な細胞が撲滅されずに出てきたものが、がん細胞なのです。

──○ 病気は治らないはずはない

代謝も、できてしまったがん細胞を撲滅する機能を持っています。

細胞レベルで見ると、どんなに入れ替わり速度の遅い細胞でも3年経ったら入れ替わります。人間の体の入れ替わりのなかで、骨の入れ替わりがいちばん遅いのですが、私の患者さんのなかに80歳を超えてから骨密度が上がった方がいたほど、年をとっても人間の体の中身は入れ替わるものなのです。

このように、人間の体には、優れた免疫機能や代謝機能が備わっているのです。ですから、仮に病気になったからといって、あきらめないでほしいのです。私は人の細胞の活発な入れ替わりや、優れた免疫機能を考えれば、病気は治らないはずはないとさえ思っています。

「治らない病気」という言い方は、その医師の思い上がりであって、本来であれば、「現時点で、私は治す方法を知りません」と言うべきです。そうでなければ、「自分の知る限りでは……」と言えばいいと思います。

医師に「治らない病気」だと言われても、あきらめてはいけないのです。

63

「人生でやることリスト」
を書き出してみる

── エンディングノートは残りの人生を円滑に進めていく設計図

死を目前にすると、家族は別れが惜しいから、どうにかして延命してほしいと思うものです。でも、あなたがそれを望んでいないのなら、元気でいるうちに家族で話し合ったり、「エンディングノート」を書いて渡しておいたりすることが、死を目前にしたときに必ず役に立つはずです。

エンディングノートとは、「遺産相続」「延命治療の希望」「介護などについての希望」から、「葬儀やお墓についての希望」「死ぬまでにやることリストや日常の備忘録」「人生の思い出」や「家族への思い」などを書き記す、人生の集大成ノートです。

エンディングノートを書きましょうというのは、ひとまず「ここまで生きたらもう十分」という時期を決めておきませんか？ という提案です。これは私の想像ですが、エンディングノートを書かなかったことで後悔することもあると思うのです。

気持ちが変わったら躊躇せずに、その都度書き直せばいいのですから。

　もしも、急性心不全で倒れて、「命が助かっても寝たきりになるくらいなら、延命治療はしないでほしい」という意思があったとしても、そのときには伝えることができません。家族にそのような決断をさせるのは酷です。だから、エンディングノートは家族のために、本人がやることなのです。

　私のクリニックは家族ぐるみで患者さんになってくださっている方も多くいらっしゃいますので、「私もこの間、エンディングノートを書いて子どもに渡しておきましたから、死ぬときもよろしくお願いしますね」と言われたこともあります。「エンディングノートがあったから、子どもたちと死について話をする機会ができてよかった」と言われたこともありました。

　自分にとって死んでもよくなる時期はいつか。一生元気で生きたいと言っても、永遠の命はないのですから、どこかで妥協しておかなければいけません。「ここまででやっていれば、この世が終わってもいい」くらいになってほしいと思います。

──○　死ぬまでにやっておきたいこと

「死ぬまでにやっておきたいこと」というのは、何もつらいことだけをリストアップするということではありません。

ジャック・ニコルソンとモーガン・フリーマンが共演した「最高の人生の見つけ方」（2007年）という映画がありました。「映画では、余命6カ月同士の見ず知らずの2人が、"棺桶リスト"と称して「スカイダイビングをする」「ピラミッドを見る」「世界一の美女とキスをする」など、自分のやりたいことを実行して、最高の人生を見つけるというものです。

この映画の「余命6カ月、一生分笑う」というキャッチコピーが、なかなか素敵な人生の締めくくりだと思いました。

この映画の主人公のように、死ぬまでにやりたいことのリストアップを、元気なうちにやってみるのもいいアイデアではないでしょうか。

期限がないと先延ばしになってしまいますから、とりあえず自分の生きたい年齢までを一応の区切りとして、そこから逆算してどのくらいのことができたら、悔いのない人生の締めくくりと言えるのか。それを考えてみませんか、というのが私が提案しているQODを高めることなのです。

第 **2** 章

悪習慣が
未来のあなたを
ダメにする

「ストレスは猛毒」
ということを知る

──○ 病気には、そうなってしまった「必然」がある

病気と闘うために大切なことは、病気をつくってしまった原因を正すことです。

だから私は「どうして病気になってしまったと思いますか」と問いかけて、患者さんご自身に自覚を促しています。

クリニックにいらっしゃる患者さんにお聞きすると「ストレスの多い人生を送ってしまったのがよくなかったんだと思います」と、多くの方がおっしゃいます。

他の病院で末期がんと言われ、余命を宣告された西崎さん（仮名、50代男性）も、ストレスの多い人生を送ってきていました。

西崎さんに、「どうして肺がんになってしまったと思いますか」と聞くと、「やっぱりお酒でしょうかね」と彼は生活習慣を振り返りはじめました。西崎さんは商社マンで、とにかく猛烈に働いてきて、そのストレスからお酒を飲みすぎてしまうことがあったそうです。それなのに、今まで健康を顧みたことがまったくなく、がん

第2章 悪習慣が未来のあなたをダメにする

になって、治療のためにやっと休みを取ったというのです。

多くの病気は心の影響を少なからず受けていて、自律神経のバランスが崩れれば内分泌系に影響を与え、ホルモンの分泌に影響を及ぼします。

たとえば30代、40代の働き盛りの人は悩みのタネが尽きません。そのようなストレスに年中さらされていると、交感神経が優位になります。そして自律神経のバランスを崩すことによって免疫力が低下してがんを引き起こす一因となっている可能性があるのです。

体と心は連動しています。病気の治療も、体だけ見ていては根本的な解決になりません。心が病んでいれば、必ず体に問題が現れてきます。

この問題に対しては、残念ながら西洋医学では十分に対応できていません。統合医療のように、体と心、両方からのアプローチが欠かせないのです。こんなことを言うので、私は医学界では異端児扱いされていますが、現代医療の問題は、医師が体と心を別物だと考えていることにあるのです。

72

──○ 病気になった原因がわかれば、治療法は見つけられる

体と心は別物だとする西洋医学や、それを実践する医師に寄りかかり過ぎると、体だけを診て「もう治りません」と言う医師の言葉に打ちのめされて、患者さんは治るのをあきらめてしまうのです。あきらめてしまえば治る見込みはありません。

医師から「もう治りません」と言われても、けっしてあきらめることはありません。

現代医学においては、医師も自分を守らなくてはいけないので、そう言っておかなければならないのです。

仮に「助かります」と言ってしまうと、助からなかったときに「助かると言ったのに、助からなかったじゃないか」と抗議してくるご家族もいらっしゃるからです。

そのため、自分たちでは手に負えない患者さんに対して「もう治りません」と言うのです。

「はじめに」の繰り返しになりますが、医師から「もう治りません」と言われたと

しても、「なぜ病気になったのか」がわかれば、その原因を取り除いていくことで、体がもともと持っている「生きる力」が患者さんを後押ししてくれるような治療法を見つけることができます。

患者さんご本人が病気になった原因を受け入れて改善すれば、症状が落ち着くか、消えてなくなる可能性があるということなのです。

──○ 病気をつくってしまった原因を正す

病気が自分自身へのメッセージだということを、患者さんに知ってもらい、それを患者さんご自身が改善していかなければ治療の効果は期待できません。

ですから、私の診療法は、病気の原因となる問題を患者さん自身に気づいてもらうところからはじまります。

患者さんは一人ひとり、置かれた状況がみな違います。その患者さんに適した治

療法を提供するためには、まず患者さんの話をよく聞くことが先決です。

患者さんの性別、年齢、性格、生活環境、人生観、さらには生き方から死に方まで、人生全体を包括しながらこれらを考慮しなければなりません。

生い立ちから今の家庭環境、悩み、そのとらえ方など、根掘り葉掘り聞き出します。

そのうえで治療法を見きわめるのです。そのため、私たちのクリニックでは、初診の患者さんの診察は1時間を超えます。

私は「病気の原因を正さなかったら生きられないですよ」と、ハッキリ言うことにしています。ご本人の気持ちが大切なのです。

まずは、自分を見つめ直し、生活習慣を改善した上で治療を施さなければ、根本的な病気の治療にはならないのです。

生活習慣の乱れが原因だと気づいた西崎さんに、私はこう申し上げました。

「私だけの力であなたの病気を治すことはできません。治るのは、おそらくご自分の力によると思います。でも、あなたが治っていくのを後ろから押してあげることはできると思います」

ラクしたことで、
しっぺ返しをくらうことも

○─ 魔法の薬なんて存在しない

西洋医学では治しようがなくなって、私のクリニックにいらっしゃる患者さんのなかには、こんなことを言ってくる人がいます。

「先生のところには、私の病気に効く薬があるんでしょう?」

なぜ病気になったのか、その原因を自分で見つけることもしないで、どこかに自分の病気を治してもらえる薬があるはずだと思い込んでいるのです。

そんなときは、私は即座にこうお答えします。

「そんなものはありません。私は魔法使いではありませんから。あなたの病気を治すのは、あなた自身しかいません」

「ラクして何かできないか」と考えているのが現代人です。糖尿病と診断されても、生活習慣を正すこともせずに、「これを飲んだら糖尿病が治る」と言われれば飲んで、すっかり病気が治るものと思い込んでしまうのです。

77

——○「やっているつもりだけど……」がいちばんいけない

そんな人に限って、暴飲暴食や運動不足による肥満で糖尿病のリスクを指摘されても、階段を使わずに平気でエスカレーターに乗っています。そして、「やせる薬はないですか?」と聞いてくるのです。

「体のSOSに、あなたが応えてくれなければ、どうすることもできませんよ」

私がそう言うと、決まってこんな答えが返ってきます。

「やっているつもりなんですけど……」

この「けど……」が問題なのです。

「やっているつもりだけど、本当はやっていない」ということを、きちんと自覚してもらわなければ、こちらはどうすることもできません。

健康のために体に負荷をかけることもしないで、ラクなほうへ逃げてしまうのがいちばんよくありません。「魔法の薬」や「奇跡の治療法」などというものはないのです。

それを自覚させるための方法が「死を意識する病気の発症」なのです。こうして、何かにつけ、「薬や誰かがなんとかしてくれるだろう」と思っている甘さを、痛烈に思い知らせるのです。

このままだと自分が死ぬと思えば、タバコもやめるし、食事も変えます。エスカレーターに乗らずに階段を上り下りするようになります。そして、考え方や生き方まで変えようとします。

体は頼みもしないのに勝手に動いてくれています。多くの人たちはそれを当たり前だと思い、体に感謝したり、体を思いやったりすることはほとんどありません。

それどころか、自分の体を痛めつけるようなことばかりしています。

それでは自分の体に対して失礼です。体は死を迎えるまで頑張って動いてくれているのです。もう少し自分の体のことを考えてあげてくれている。

体をいたわるような生活をしてあげれば、体は喜んで反応してくれるはずです。

体が反応しようと思わない限り、外からどんな治療を施しても効果は期待できません。

カラダの「冷え」を
そのまま放置しない

カン

ペキ！

── ○ 「冷え」はなかなか数値に現れない

私の外来に来る患者さんの多くが「冷え（低体温）」を訴えます。

東洋医学では、診察をするときに「腹診」（お腹に手を当てて診断する方法）を行いますが、私のこれまでの臨床経験から言っても、うつ病、不妊症、がん患者の方のお腹は、ほぼ全員冷えています。ヒンヤリとしていて、とても普通ではないと感じます。

肺がんで余命宣告を受けた武山さん（仮名、50代男性）もそうでした。

「そういえば体温が、いつも35℃くらいで低かったんです。ところが、最近は高いんですよ。でも、なぜだか医師が理由を説明してくれないんです」

西洋医学の検査では「冷え」はなかなか数値に現れてこないために、治療の対象とならず、それに悩む患者さんは少なくありません。

西洋医学は病気を叩くことしか考えません。

そのため、免疫力が下がっているときにがんが発症しやすいというメカニズムや、自分の体ががんと闘おうとして自ら体温を上げて免疫力を上げているといったことは、あまり説明をしないのです。

── 西洋医学は敵がハッキリしないとうまくいかない

「冷え」とは、実際に低体温であること、あるいは手足や腰などが冷たく感じる症状あるいは体質をいいます。

もともと東洋医学には「冷え」の概念がありました。

漢方医学では、病気を診るのと同時に、その人の体質や傾向を理解し、その延長線上に病気が存在すると考えます。

そして、体を構成する要素を気・血・水の3つでとらえ、「冷え」は気が足りない状態（気虚）、血が足りない状態（血虚）、血が滞っている状態（瘀血）として理解され、「冷え」が高じると、病気になるといわれています。

しかし、西洋医学には「冷え」の概念がありません。

西洋医学は狩猟民族から生まれたものなので、敵をつくってそれをやっつける医療です。

バクテリアなどの病原微生物を原因とする感染症や、ターゲットとなる病巣がハッキリしている早期のがんなど、外科手術によって治療すれば根治が見込める病気には向いています。

しかし、敵がいない、あるいは敵がハッキリしない場合はうまくいきません。生活習慣病にかかわる、コレステロールや血圧、血糖などは、体の大事な機能を司るものですから、これらを手術で摘出するわけにはいきません。

── ◯ 「冷え」は万病のもと

「冷え」は、なぜ問題なのでしょうか。

人間の体内には生命活動を維持するために、さまざまな酵素が活動していますが、この酵素がもっとも活発に働いてくれる温度は、深部体温（直腸温）で約37〜38℃です。体温が1℃下がると、酵素の働きが大きく落ちるといわれます。低体温ではタンパク質の合成酵素が働かず、必要な物質がつくれません。

たとえば、脳内伝達物質や各種ホルモンができなければ、精神病やホルモン異常が発生するかもしれませんし、遺伝子の修復酵素が働かなければ、がんやアルツハイマー病も誘発されかねません。

また、体内では血液がつねに循環していますが、赤血球は酸素を運び、白血球は免疫を担当し、血小板は血管の損傷を修復し、血漿は栄養分を運ぶとともに老廃物

を運び出しています。血液の循環が滞ると、細胞が活発に働かなくなり、熱産生率も低下して、体温が低下し、酵素も産生できなくなります。

このようにして、冷えは代謝障害、免疫不全、損傷治癒（ちゆ）不全などをもたらすので す。そのため、冷えは万病のもとと言っても過言ではありません。

──○ 「冷え」の原因はストレス

「冷え」の原因のひとつはストレスです。

ストレスを受けると交感神経が優位になり、交感神経の末端からノルアドレナリンが分泌されます。副腎皮質からはステロイドホルモンが分泌され、血小板が集まって血液が固まるのを促進します。

血管も収縮して、血液がドロドロになって流れにくくなり、熱を運べなくなるため、冷えが起こるのです。

実際に病気になっている人は冷えているために、酵素反応が低下して代謝が落ち、

血液の流れが悪くなり、免疫力も低下しています。

それが心にまで影響が及ぶと、再び体の異常をもたらすという悪循環に陥ってしまいます。

その悪循環を断ち切るためにもっとも簡単で手軽にできる方法が、体を温めることです。

温め効果をできるだけ高めるには、血流の多いところを温めることです。

血液がたくさん集まるのは筋肉で、体の部位でいえば、お腹、腰、お尻、太腿、二の腕です。そこを集中的に温めると効果があります。

お腹と腰はいちばんポイントとなる場所で、とくに「おへそ」周りは、血液のほとんどがここを経由して流れているところです。

また、下半身の要衝が太腿で、お腹から腰、太腿にかけて、全身の筋肉の７割が集中しています。ここを温めればポカポカになります。

自分の生活習慣などの間違いに気づき、それを改めることによって、代謝や免疫

力が高まり、体は自然と良い方向に働いていくのです。

武山さんも

「体を冷やしてはいけないという意味を、はじめて納得できました」と言い、

「体温も低かったし、体と心を痛めつけちゃったからがんになったのでしょうね」

と、自分の生活習慣ががんの原因をつくり出したと自覚しはじめました。

体が喜ぶ時間に
活動する

━○ 早死にしたくなかったら午前0時までには寝る

「早起きは三文の得」と言いますが、これは非常に理にかなっています。ことわざには、なるほどと思わせる、昔から伝わる先人の生活の知恵を感じます。

健康的な生活を送るうえでは、人間は22時までに寝るのがいちばん身体にいいのです。これは漢方の考え方に基づくことです。

中国の自然哲学では、自然界のことを陰と陽の相反する要素で考えます。陰と陽はお互いが補い合ってバランスをとっていると考えます。太陽に向かうものは「陽」、太陽に背を向けるものが「陰」となります。ですから、昼は「陽」で夜は「陰」です。

漢方医学は中国の自然哲学の考え方を応用したものですが、1日に置き換えると、22時から2時に「陰」のピークを迎え、この時間帯に眠ることが体調を整え、傷んだ体を治すという経験則的な考えになっています。

その原則からいくと、病気の人は22時までに、健康な人でも0時までには寝ることがよいとされているのです。この理論は、漢方医学だけでなく、解剖生理学的に見ても理にかなった考えです。

眠っている間、体のなかでは酵素が働き組織を修復してくれます。22時ごろから酵素が体のメンテナンスに入り、午前2時ごろにはメラトニンの分泌がもっとも活発になります。メラトニンは病気の原因となる活性酸素を中和してくれる抗酸化物質で、いわば体のサビ止めです。

ですから、同じ長さの睡眠時間だとしても、たとえば22時から午前2時までの4時間と、午前3時から7時までの4時間とでは、前者のほうが体によい睡眠がとれるということになります。

● 朝型生活は時間の無駄減らしの最善策

私の平均睡眠時間は5、6時間程度ですが、この原則にできるだけ従うようにし

ているので睡眠の質は悪くないほうです。

でも、深酒をしたときは、さすがに眠い。

なぜかというと、お酒を飲むと「レム睡眠」という眠りの浅い時間が長くなるので、深い睡眠に入る時間が少なくなるからです。逆に考えると睡眠が浅くなるせいで、適量お酒を飲んで眠ると、朝はスッと起きられます。

私は基本的には、午前5時に起きて執筆の時間に当てています。

子どもたちが起きてきたら、仕事を切り上げる区切りにするためにはじめた習慣です。朝型の最大のメリットは、頭がすっきりしていて仕事がはかどることです。

逆にデメリットは、タイムリミットがあることです。医者は若いころから当直などで訓練されていますから、夜起きていることに強い人が多いのですが、エンドレスになってしまうと、体にもよくないし、どこかで必ずしわ寄せがきます。

ですから、私はタイムリミットというデメリットを逆に利用して、執筆の仕事は、ここからここまでという区切りが守れるように朝早く起きてやることにしているのです。

「自分は大病しない」
という思い込みが
手遅れを生む

── 糖尿病患者の多くは、自分は合併症を起こさないと思い込んでいる

なんとか透析にならないようにと、タンパク質の摂取制限などをして頑張っていた20代の患者さんがいました。

糖尿病が悪化していくと、人体機能の根本を脅かすさまざまな合併症を引き起こす可能性があります。

そのひとつが糖尿病性腎症です。

体内の老廃物（尿毒素）をろ過し、体外へ尿として排出させる機能を持つのが腎臓です。その中心部分は「糸球体」という血管の集合体で、糖尿病による高血糖状態の血液は、ここにも大きなダメージを与え続けます。

そのまま放置しておくと、「末期腎不全」となり、体内に老廃物や水分が蓄積し、尿毒症になって生命を危険な状態にしてしまいます。そこで、尿毒症の原因となる

タンパク質の摂取量を制限します。

タンパク質を制限すると食事はおいしくなくなります。そうまでして頑張ったけれど、努力の甲斐なく、彼はついに人工透析をしなければならなくなってしまいました。

人工透析は血液をいったん体の外に取り出して、腎臓の代わりの透析装置で水分と老廃物を除去した後、再び血液を体内に戻します。この血液浄化法は、1回4時間程度かかります。透析の患者さんは、生涯にわたって、これを週2、3回病院に通って行うのです。

その患者さんは、「どうせ透析になるんだったら、食事制限なんかしなきゃよかった。バカ野郎」と憔悴しながら、病院を後にしました。

人工透析になるという段階で、何か治療の手立てを探しても見つからないのは、終末期のがんと同じです。初期のがんと違い、その段階では治る見込みがありません。

94

そのためいったん人工透析になると、人は、死ぬのと似たような心境を味わうといわれています。

精神科医のエリザベス・キューブラー＝ロスが、自著『死ぬ瞬間』（中公文庫）で唱えた5段階の死の受容は、「否認」「怒り」「取引」「抑うつ」「受容」というプロセスです。

これから先は、一生人工透析をつづけていかなければならない。

そういう絶望感から、死を告知された人と非常によく似た心理的プロセスに至るのです。

死なないけれど、絶望する。

そして、その後、受け入れるのです。

たしかに治療が万策尽きて、透析をすることになるというのは、精神的につらいことです。

そうなった場合、医師としてはお詫びの言葉しか出ません。

「本当にごめんなさい。透析になっちゃって」という気持ちになりますが、どうす

ることもできません。

いよいよ人工透析という段階になってから、「何かほかに方法はないですか」と言う人がいますが、その段階ではもうほかに手はありません。もっと早く来てくれていれば……、と思うしかないのです。

──◦ 手遅れになってから後悔する人たち

人間は不思議なもので、自分は大病にはならないと思っています。がんは確実に死を意識しますが、糖尿病の患者さんのほとんどが、まさか自分が合併症を起こして死に至る病になるとは考えていません。そのため、生活習慣を改善する努力に身が入らないことが多いのです。

糖尿病にはいくつか種類があります。

このうち2型糖尿病は、主に不規則な生活や偏った食事などにより起きる生活習

郵 便 は が き

１０５-０００３

切手を
お貼りください

（受取人）
東京都港区西新橋2-23-1
3東洋海事ビル
（株）アスコム

どうせ一度きりの人生だから
医師が教える 後悔しない人生をおくるコツ

読者　係

本書をお買いあげ頂き、誠にありがとうございました。お手数ですが、今後の
出版の参考のため各項目にご記入のうえ、弊社までご返送ください。

お名前	男・女	才
ご住所　〒		
Tel	E-mail	

この本の満足度は何％ですか？　　　　　　　　　　　　　　％

今後、著者や新刊に関する情報、新企画へのアンケート、セミナーのご案内などを
郵送またはeメールにて送付させていただいてもよろしいでしょうか？
□はい　□いいえ

返送いただいた方の中から**抽選で3名**の方に
図書カード3000円分をプレゼントさせていただきます。

当選の発表はプレゼント商品の発送をもって代えさせていただきます。
※ご記入いただいた個人情報はプレゼントの発送以外に利用することはありません。
※本書へのご意見・ご感想およびその要旨に関しては、本書の広告などに文面を掲載させていただく場合がございます。

●本書へのご意見・ご感想をお聞かせください。

ご協力ありがとうございました。

慣病のひとつです。

つまり、自分の生活習慣の乱れが病気を引き起こすのです。

ちなみに糖尿病には初期症状がほとんどありません。自覚できるような形では体に現れないため、いつの間にか症状が進行してしまうのです。

もっと悪いことに、糖尿病自体にもあまり大きな症状はありません。それを理由に治療をしない人も多く、そういった方は順当に合併症を併発します。そうなってくると血液がダメになってしまうので、苦しい闘病生活を送ることになってしまいます。

人工透析になる直前は、水がたまってきて息苦しくなったり、毒素がたまって嘔（おう）吐（と）したり、死んだほうがマシだと思うほどつらくなります。

合併症を起こしていよいよ、「健康に気をつけておけばよかった」と悔いるものなのです。

予防できたのに、やらなかったというのは後悔が残ります。

「あのときにやっておけばよかった」と、なってしまってから悔やむことがないように、自覚を持って生活習慣を改めることが必要なのです。

本気で生活習慣を是正すれば、糖尿病は怖い病気ではありません。

でも、「自分だけは人工透析なんかになりっこない」と思ってしまい、本気で生活習慣を改善しなければ、合併症を起こすリスクは確実に高まります。

「一生にわたって」ジワジワと患者の体をむしばんでいき、最終的に「死に至る病」へと導くのが糖尿病なのです。

問題は、どの時点で悔いるかですが、実際は、合併症を起こしたあとで悔いる人がたくさんいます。

腎不全を起こした場合、透析直前の人が来ることが多いのです。

現在、人工透析患者は全国に約35万人います。

新たに透析を導入する人が年間4万人を超えていますが、そのうち約40％を占めるのが糖尿病の患者さんです。

透析の患者さんも、3年ぐらいで人工透析をすることが当たり前になり、その生活を受け入れていきます。若くして人工透析になった人もいるので、30年間も透析生活という人もいます。

「医者は正しい」という
考えは捨てる

ファイナルアンサー？

── 検診のせいで不要な手術までするはめに

　人に話すと驚かれるのですが、私はがん検診を受けていません。今受けていないばかりでなく、一度も受けたことがないのです。理由は医師にかかるのが嫌いだからです。

　その理由はさておき、もともと、近しい親族にがんで亡くなった人がいない家系ですから、がんにはかからないだろうと思っています。がんは親から子へ遺伝する病気ではありませんが、がんができやすい体質が遺伝する可能性はあります。こうした遺伝的要因が、私の家系では少ないということです。

　そのほかに、がんは生活習慣も発生の原因になります。体が通常の状態のときは、発生したがん細胞は免疫や代謝機能で撃退されます。免疫担当細胞やアポトーシスでがん細胞をやっつけてくれます。

しかし、本来がん細胞を一掃してくれるはずなのに、悪い生活環境によって免疫機能が落ちていると、がんができやすくなります。　体の冷えや精神的なストレスが免疫機能を低下させる原因になります。

私は、がんになる異常遺伝子がたくさんできないように、冷え対策をし、ストレスを感じる生活習慣は正す。そういう工夫もしていますから、胃がん、大腸がんなどになることは、まったく心配していないのです。

ただ尿路結石症に実際になったときは、痛くてたまりませんでした。痛いけれど、放っておいたら死んでしまうというものではありませんから、痛み止めと結石防止のための薬は飲んでいます。

尿路結石の検査で腎臓に多数の石灰化が認められているので、不定期に検査はしています。

そうすると、どうしても採血されてしまうので、ほかの値も必然的に見えてしまいます。　私の場合は、コレステロール値も、尿酸値も高めなのですが、それは私な

りのやり方でコントロールできているので問題がないと思っています。

もちろん、私と同じようにがん検診を受けないことをすすめているわけではありません。一般の方は、受けて精神的に安心するならば、受ければいいでしょう。

ただ内心は、「よせばいいのに」と思っています。

なぜなら、病気にかかるのを前提に考えていたら、自然に治るようながんまで見つけ出してしまい、手術するはめになるかもしれないからです。

──◦ メタボ健診「要治療」で大量の薬を飲まされる

40歳から74歳までの公的医療保険加入者を対象に、特定健康診査、いわゆる「メタボ健診」が行われています。

メタボ予防は将来の生活習慣病の重症化と、その延長線上にある「3大疾病（がん、心疾患、脳血管疾患）」を予防することが主旨です。

本来メタボ健診は、「受診者が自分の体の状況を把握する指標」として位置づけ

るべきもので、数値に対して神経質になって余計な治療を受けるためのものではありません。そもそも、メタボの基準、そしてそれに対する対処法には、医療従事者のなかでも賛否両論があるのです。

ところが、実際は基準値を少しでも上回れば「要治療」とされ、大量の薬を飲まされるなど、余計な治療が行われているのが実情です。

これでは、生活習慣病を予防して医療費を減らしていくというよりは、病気か病気でないかのグレーゾーンの人を掘り起こして薬漬けにしていると言えなくもありません。

糖尿病、高血圧症などの慢性疾患の病気は、ほどよくコントロールすれば医師や製薬会社が儲かると言われていますが、これではまさに、医師と製薬会社を儲けさせるようなものです。

—○ 生活習慣病は増えている

たしかに、生活習慣病は自分で管理すれば予防することができます。だからといって、メタボ健診の義務化が生活習慣の改善に役立っているとは思えません。

メタボ健診の実施を決める前は、国は生活習慣病が25％削減になると触れ回りましたが、実際、メタボ健診をやってからも生活習慣病は増加しています。生活習慣病にかかわる医療費は増え続けたままで、挙句の果てに増税ですかと文句を言いたくなります。

愚策だとわかっているのに、なぜつづけるのでしょうか。製薬会社や医師会からの働きかけがあったのではないか、と批判されても仕方がない状況だと私は思います。

自分の健康は自分で守るのが基本です。

必要もないのに病院にかかるのは間違いです。

「病気の原因は自分自身にある」と認識して、生活習慣などの間違いに気づき、主体的に改善してください。そうでないと、いくら増税しても、増えつづける社会保障費を負担できず、日本はいずれ破たんしてしまいます。

── 「きちんと」病気になる

私は69歳まで生きるのが目標です。34歳で結婚しましたから、69歳まで生きれば、義務は果たせたかなと思うからなのですが、これを言うと妻は嫌がります。まあ、そこまで生きれば、私の半生は妻と一緒に過ごしたことになるからです。

本当のところ、悔いが残らない人生なんてあり得ないと思います。

でも、自分の人生に何か区切りをつけないと、死ぬための準備ができないと思うのです。

だから、「ここまでできたら人生上々だ」と思えるところを決めて、やりたいことを一つひとつ実行する。そうすると生活がいきいきとして目標も達成できるだろうというのが、私の提唱しているQOD、つまり「死の質」を高めましょうという考え方です。

第 **3** 章

「心の毒」は
体にとっても
毒だと心得る

心が病をつくり出す
こともある

── 人に話せない悩みが病をつくることもある

「乱れた生活習慣が病気を引き起こす」というと、ほとんどの人が食生活の乱れや夜更かし、飲酒・喫煙、運動不足などといったことを思い浮かべるでしょう。

しかし、これまでの事例でも紹介したように、心の乱れも大病の原因となるのです。

「病は気から」ということわざがありますが、人の心が病気をつくり出してしまうことが本当にあるのです。

患者さんの本当の悩みは、じつは家族に話せないところにあることがあります。その悩みががんをつくり出す原因になることもあります。

佐藤さん（仮名、50代男性）は、ほかの病院で肺がんであることを告知されて私のクリニックに来院されました。

最初は奥様と一緒にいらっしゃいました。

「何かがんになってしまった原因はあるはずなんですが、心当たりはありません

か?」と聞いてみたのですが、タバコも吸わないし、仕事で大きなストレスを感じ

ることもないので、思い当たることは特にないと言うのです。

しかし、後日佐藤さんはおひとりで来院され、「じつは……」と話をしてくれま

した。

佐藤さんの告白によると、不倫をしている女性がいました。しかも、かなり長い

間関係がつづいていると言うのです。

「そのことが原因でしょうか」と恐る恐る私に打ち明けてくれたのです。

こちらの一家には、まだ小さな娘さんもいて、溺愛されています。

夫婦仲も円満の様子です。

傍(はた)から見れば、誰が見ても素晴らしい家庭に見えます。

しかし、佐藤さんは愛人の存在が知れたら家族から軽蔑されてしまうと、じつは

ずっと思い悩んでいたのです。

家族は絶対守りたい壊したくない。

おそらく、その葛藤がストレスになり、がんをつくり出したのではないでしょうか。

私は人間の心は病気をつくり出していると思っています。

ある意味、病気は体からのメッセージだとも思います。

だから、病気をつくってしまった理由を自分自身で受け止めて、正さなければ根本的な解決にはならないのです。

「その女性とは別れられますか」と聞くと、佐藤さんは「別れます」ときっぱり言いました。

──○ 潜在意識のなかに病気の原因が隠れている

人の心の力というのは、まだわからないことがたくさんあります。

顕在意識というのは、海に浮かぶ氷山の一角のようなもの。その下の見えていな

い部分にはもっと大きな、海中の氷の塊のような潜在意識が隠れているといわれています。

人の心のなかの潜在意識が、人に与える影響を調べた実験があります。

死刑囚に軽い拷問で痛い思いをさせたあと、目隠しをし、300℃に熱したスプーンをその死刑囚の腕に近づけていき、当てます。当然、死刑囚は悶絶し、気絶してしまいます。

でも、じつは肌に触れたのは熱していない別のスプーンだったのです。しかし、死刑囚の腕を見るとくっきりとやけどができていたというのです。

この実験でわかることは、人間の意識は、冷たいスプーンを当てられているのに本物のやけどまでつくってしまう力を持っているということです。

それくらい人の心にはわからないことが多いのです。それでも、病気の原因としてストレスが挙げられることでもわかるとおり、心が体に影響を与えるということは、少しずつ理解されはじめています。

普段の自分の意識のなかでは病気の原因に心当たりがなくても、潜在意識のなかには原因があるのかもしれません。人の心の奥底にあるものを侮ってはいけないと私は思っています。

——◦ 心が薬を受け付けなくなった

平岡さん（仮名、30代女性）は、「私、薬が全部ダメなんです」と、薬のアレルギー反応を訴えて来院されました。漢方薬を飲んでも体に蕁麻疹（じんましん）が出てしまうというのです。

診察をした結果、私はこの方の症状を疑いました。拒否反応を自分でつくっている気がしたのです。

そこで私は、調味料としての砂糖では何も起きないことを本人に確認したうえで、「この薬はアレルギー反応が非常に出にくい薬ですが、たまに出ることもあるので出たらご連絡ください」と言ってプラセボを出しました。

プラセボとは偽薬のことで、薬と言って出したのは、薬としての成分のない砂糖玉でした。

案の定、プラセボを服用した晩にすぐに反応が出て、「かゆくてしょうがない」と電話がかかってきました。

ニセ薬が〝効いた〟のです。

後日、ご主人と一緒に病院に来てもらうことにしました。

「だますようなことをして申し訳ありません。じつは、あれは砂糖玉で、薬ではありません」と伝えたところ、ご主人の反応は「やっぱりね」というものだったのです。

平岡さんが薬でアレルギー反応が出るようになったのは、食事療法を信奉してからだと、ご主人からうかがいました。

人間の心は病気をつくってしまうのです。

平岡さんは〝私の体は薬を受け付けない〟という病気をつくってしまっていたということです。

114

本人はまだ完全には納得してくれていませんでしたが、少なくとも、「薬がすべてダメ」ということではないことがこの一件でわかったので、食事療法だけでなく薬の服用も検討してもらうことにしました。

人を恨み続けることは
「自分の損」になる

── 母親への憎しみが、がんの原因に

たくさんの患者さんを診てきて、心に抱えた誰かへの憎しみや恨みが病気の原因になることを、患者さんから痛いほど教えてもらってきました。

患者さんは家族に話せないことでも、私には包み隠さず話してくれます。患者さんのストーリーを根掘り葉掘りお聞きしているうちに、病気の原因を教えてくれるキーワードがぽろりと出てきます。

安西さん（仮名、60代女性）もそのひとりです。乳がんにかかって全摘出したのですが、3年して卵巣がんにかかり、これも摘出したものの、15年してまた卵巣がんが再発したのです。

安西さんのキーワードは「母」でした。

「母が亡くなったので、これでもう弟と付き合うこともなくなるでしょう。安心で

す」

　安西さんは、20代のころからお母様や弟さんとうまくいかなかったというのです。

　その理由をお聞きしていくうちに、安西さんが病気になった原因がわかってきました。

「母親はいつも弟のことばかり可愛がり、自分は放っておかれていたんです。弟のお嫁さんには優しくしても、私のことは実の娘だからと言って、気を遣ってもらえませんでした」

　実の母親と娘がうまくいかないストレスが、病気を引き起こすケースはけっしてめずらしくありません。

　安西さんの場合、病気で倒れたお母様を10年間も介護して看取っていました。その間の心の葛藤が深刻なストレスとなっていたのです。

　安西さんは、心のなかに押し込めていた屈折した思いをぶちまけるように、こう

おっしゃいました。

「母親を介護した10年間に、私、うつになってし
まったんですよ。　母親との関係が、私をがんにしてし
まったんですよ。　母親との関係が、私をがんにしたのだと思います」

人を呪わば穴ふたつと言われますが、誰かを恨んだり、憎んだり、嫉妬したりし
つづけるストレスほど、自分の心と体を傷つけるものはありません。
しかし、それががんの原因だったとわかれば、恨みや憎しみは自分の心が勝手に
つくり出したものだということがわかってきて、心のわだかまりが消えていきます。

腫瘍マーカーの数値が上がっていた安西さんですが、それからというもの、化学
療法がうそみたいに効いてきました。
病気の原因がわかれば、病気は止まるか消えるかなのです。

─○ 内観療法で、父親への思いが少し変わった

家族や親しかった人への恨みは、根が深く、修復がむずかしくなってしまうことも多々あります。

しかし、その恨んでいる人が、今まさに死の床にいるとして、「それでも、あなたは許せないですか」と聞いてみると、「許せる」となるケースが意外にあるものです。

その人が死んでいなくなると思うと「許せる」のなら、そのことを想像してみるのも、恨みや悔いを消す方法のひとつになるのではないでしょうか。

私は内観療法を学んだ際に、自分の父親を許そうかな、と思うようになりました。

内観療法とは、身近な人びととの関係を振り返って自分の心を見つめ直す、日本発の精神療法です。

私は幼いころ、母のすすめで児童劇団に入り、テレビの連続ドラマの主役の仕事もしたことがあります。

売れた子役の家は家庭内崩壊しているケースが少なくないそうです。妻が子どもの撮影現場についていくので留守がちになり、夫婦の間に亀裂が生じてしまうためです。

私が中学生のころから、父と母は喧嘩が絶えなくなり、母はリウマチに悩まされるようになりました。ストレスが原因ではないかと思います。

母は私が大学を卒業する間際に亡くなっていますが、それより前に、父は心の隙間を埋めようとしたのでしょう。外に女性をつくり、働かなくなって、何年かは収入がまったくなかったはずです。母の死後、借金まであったことがわかりました。

大学時代に父と口論をした際は、「アルバイトして授業料も払えるし、自活もできる。今さら父親づらするな」と本気で言っていました。

結婚してからも妻には、「親父のことは、許してないからね」と言っていたのです。

父は今でも健在です。

父とはそのような親子関係でしたが、内観療法を学ぶようになり、許せなかった父へのわだかまりを自分で診てみることで、父への思いが少し変わりました。

──◦ 死を想定して思いを巡らす

内観療法では、わだかまっている人が、死ぬところを想像させます。一種のイメージ療法です。

私も父の死ぬ瞬間を思い浮かべ、それでも父を許せないかを自分に問いかけてみました。

すると不思議なことに、「もうわかったよ。許すよ」と言ってあげたい気持ちになったのです。

今は父には、「もう恨んじゃいない。いいおじいちゃんとして感謝しているよ」と言っています。

死を想定することが、積年の恨みを消す可能性があることを実体験として持ったことで、医師としての意識も変わりました。

人の死には多かれ少なかれ悔いが残るものです。

死を想定して、そこから逆算して悔いが残らないように生きていけば、恨みも、悔いも消すことができるだろうという考えが、今の私の治療方針を形づくっているのです。

親が生きているうちに、
語り尽くしておく

● 亡くなった母親が教えてくれたもの

私はこれまで、死を意識する病気にかかっている多くの患者さんが、大切な人に「ごめんなさい」と言えなかったことを悔いる言葉に接してきました。

私には、そうした患者さんの思いが痛いほどわかります。

私自身、尊敬し、愛していた母に「ごめんなさい」と言えなかったことを今でも悔いているからです。

私と母との永遠の別れは突然やってきました。

当時私は北海道大学医学部の学生で、卒業試験と4月の医師国家試験を控えていたため、正月の帰省もそこそこに、下宿に戻って試験勉強をしていました。母が亡くなる前日に、いつものように電話で話したことを覚えています。

「国家試験が終わったら帰るから、その前に掃除と引っ越し、よろしくね」

前夜にそんな会話を普通に交わしたあとですから、翌日の夜中に弟からかかってきた電話の内容を、まったく受け入れることができませんでした。

世界でいちばん大切な母の死は、私にかなりのダメージを与え、人は必ず死ぬのだということをイヤというほど実感させました。

もし、あの悲しい経験をしていなければ、真の意味で患者さんや家族の痛みを理解することはできなかったと思います。

母の死という体験を通して、医師として、肉親の死に際に直面している家族の気持ちに寄り添ってあげることができるようになったのです。

──○ 母親が生きているうちに謝罪できなかった

私の母が亡くなってもう40年以上が経ちましたが、私には未だに母に対してあることをしてしまった後悔があります。母が亡くなったと聞いた夜、頭に浮かんだの

もそのことでした。

母が苦労をしたことは当時からわかっていたというのに、学生の頃に、何かの弾みで母と口論になり、つい心にもなく母に「バカなんだから」と口走ってしまったのです。

母も気の強い性格でしたから、いつもなら「うるさいッ」とか、負けずに言い返してくるはずなのですが、その時はなぜかシュンと小さくなって落ち込んでしまいました。そんな4、5年前の姿を、亡くなったその日の深夜に不意に思い出したのです。

母に悪態をついたことは今でも急に思い出します。謝ることをせずに母を亡くしたことはまだ引っかかっています。

母は53歳で生涯をまっとうしたと私は思っていますが、母にしてあげられなかった後悔は、ほかにもたくさんあります。

母を海外に一度も行かせてあげられなかったこと、まだ独身でしたから、妻も、もちろん、孫も見せてあげられなかったこと、リウマチを治してあげられなかった

—○ 大切な人の死に立ち会うより大事なこと

　私は母の死に立ち会えませんでしたが、だからといってそれを後悔はしていません。

　そんなことよりも大事なのは、話ができるときに、大切な人と語り合うことではないでしょうか。

　生きている間に語り尽くすことのほうが、死に立ち会うことよりもよっぽど大事なことだと思います。

　死に立ち会えないのが親不孝なのではありません。

　生きているうちに、謝るべきことを謝っておかなかったほうが、ずっと親不孝だと私は思います。

　謝りたいことがあれば、相手が生きているうちに謝るべきです。

こと……。

第 **4** 章

医者は病気を治せない

と知っておく

病気になるのも、
治すのも
「自分次第」と心得る

─ 医師は、あなたの病気を治せない

ほとんどの患者さんが、「病院に行けばなんとかしてもらえる」と思っています。

でも本当は、医師はあなたの病気を治すことはできません。

たしかに、医師は命を救うのが仕事です。目の前に来た患者さんを救うことを使命と考えています。

しかし、第１章でお話ししたように、医師は根本原因がわからなければ「治せる」とは言えないのです。

現在、病名がついている病気のほとんど、とくに、自分の体のなかでつくってしまう生活習慣病やがんは、その根本原因がわかっていません。根本原因がわからなければ病気は治せないのです。

原因がわからなければ、医師ができることは「薬や治療法を使って、その病気を

一時的に抑え込む」ということだけです。

しかし、延命することはできても、原因がわからない限り、その病気を治すことはできません。

医療技術は日進月歩で進化していますが、症状を抑える治療をしたり、薬を出したりすることを繰り返すだけなのです。

私は40年間腎臓内科医をつとめていますが、その間、腎臓病の治療方法はほとんど変わっていません。その多くは、ステロイドホルモンや免疫抑制剤の投与の継続です。

高血圧症にしても、根本原因を取り除くのではなく、薬で血圧をコントロールしているだけです。病気を根本から治しているとは言えません。

現実には、死なせない医療技術の進歩と、世界でもまれなほど手厚い国民皆保険制度が、患者さんの間に「病院に行けばなんとかしてくれる」という依存体質をつくってしまっているように、私には思えてなりません。

その結果、病気を根本的に治療することができず、延命治療をつづけることによって寝たきりになってしまう患者さんがたくさんいらっしゃるのです。

それでも医師は延命治療をつづけます。

患者さんご自身の意思表示、あるいは患者さんのご家族の意思表示がなければ延命治療をやめることはできないからです（詳しくは第５章を参照してください）。

● 現代の西洋医学の３割は効かない

現代の西洋医学は、治療のだいたい７割ぐらいに効力があると一般に言われています。それでも、３割は効かないということです。

西洋医学は急性疾患や感染症などの原因究明と治療方法の開発によって発展してきました。その反面、生活習慣病などの慢性疾患、原因不明の病気などには、治療方法が見つからないといった例が少なくないのです。

欧米ではすでに、伝統的な西洋医学の手法の欠点を補い、患者さんを全人的に治

133

療できる補完代替医療が盛んに行われるようになっています。

補完代替医療とは、人間の自然治癒力に働きかけて、心身の健康的なバランスを回復させることに主眼を置くさまざまな治療法を総称したもので、現代西洋医学では一般に認められていないもの、用いられていないもの全般と考えてもらえばいいでしょう。

一方、日本にはさまざまな民間療法の伝統があるものの、保険診療制度に漢方が部分的に組み込まれる程度で、医療現場では西洋医学が主流をなしています。

こうした状況のなかで、私は世界的にも関心が高まっている補完代替医療に、西洋医学的アプローチを含めた「統合医療」に関心を持ち、医療の現場で実践してきました。

──○ 患者中心の医療を

私は、患者さんにはなるべく多くの選択肢を持つ権利があり、その情報を提供す

るのが医療者の役割だと考えています。そのためには、西洋医学では埋められない部分で他の手段も必要なのです。

統合医療にはさまざまな定義がありますが、私は次のように考えています。

「統合医療とは、患者さんの年齢や性別、性格、生活環境、さらに人生をいかに生き、いかに死んでいくかまで考えたうえで、西洋医学、補完代替医療を問わず、あらゆる療法からその患者さんに合ったものを見つけ、提供する、患者さん主体の医療である」

統合医療は、西洋医学でカバーできない部分を他の手段でカバーしましょうというものであって、西洋医学を否定するものではありません。

もう少しシンプルに表現するなら、患者さんのためになるならば、西洋医学も、現代西洋医学では一般に認められていないもの、用いられていないものも、患者さん一人ひとりの立場になって選択して提供するのが統合医療だと説明しています。

病院を訪れる患者さんの希望は何かというと、

「早く治りたい」

「完全に（確実に）治りたい」

「痛くない」

「（治療費が）安い」

の４つに集約されると思います。

医師の側から言えば、「安全性」「有効性」などもあるかもしれませんが、それらも究極的にはこの４つのなかに含まれてしまうでしょう。

患者さんにとっては、この４つが揃っていれば、おそらく、それ以外の望みはないと思います。

私たち医師の役割は、こうした希望を持つ患者さんの目線、患者さんのものの考え方や条件に合致した治療法を提供することです。

この観点からすれば、患者さんにとって西洋医学、東洋医学、補完代替医療など

の区別は本来関係がないものです。

患者さんにとって、より安全で効果のある方法が最優先となるのです。

努力の積み重ねが
健康をつくる

⎯○ リハビリしないで「立たせてくれ」はあり得ない

ある患者さんが娘さんを伴っていらっしゃいました。人工透析をしている人でしたが、車いすに乗ってきて、開口一番、こう言いました。

「立てるようにしてくれ」

足を見ると、骨に皮膚がくっついているかのように、足はやせ衰えていました。

「リハビリはやっていますか」と聞くと、「やっていない」と言います。「私の診察を受けるまで、どれくらい待ちましたか」と聞くと、「2年」ということでした。

2年間も時間があったのに、リハビリは何もやっていなかったのです。それなのに「立たせてくれ」と言うのです。私に魔法か何かを期待しているのでしょうか。

私は言葉を選んで指導をはじめました。

「立って歩くには筋肉が必要です。筋肉をつけるには、リハビリをしてご自分で努

力するしかありません。医師が何かをできるわけではありませんし、薬で筋肉をつけるなんてこともできるはずがありません。2年間お待ちいただいている間に、立って歩くためにご自身で努力できることがあったはずですよ」

この患者さんが車椅子生活をしているのは、脊髄損傷などの機能的な問題からではありません。自分で努力をすれば回復する可能性は大いにある状態なのです。

リハビリをしなければ、不自由になった体は元のようには戻りません。こんな当たり前なことをなぜ理解しないのでしょうか。第2章でもお話ししたように、医師は患者さんが治っていく背中を押すことしかできません。

——○ 努力もしないで病気は治るはずがない

リハビリをしなかったことを後悔して亡くなっていく方は少なくありません。日本人はどうしてこんなに依存心が強くなってしまったのでしょうか。誰かが何かをしてくれる。そういう考えを正さないと、病気は治るはずがありません。

元気でいたいのであれば、自分の間違っている生活習慣を正すのが、まずはじめなければいけない第一歩と言えます。何もしなければ、高齢者は年を重ねるごとに足腰が弱くなります。年をとって行動範囲が狭くなり、体力もなくなって、しだいに外出も億劫になる。これを繰り返しているうちに、筋肉も弱くなって、いつしか足腰が立たなくなってしまうのです。

年なんだから仕方がないとあきらめずに、一日一度は散歩に出かけるとか、決まった時間に体操をするなど、これだけは必ずやろうという目標や自覚を持って生活してほしいものです。

働き盛りの世代に「何がいちばん大切ですか」と聞けば、「仕事」と言う人もたくさんいるでしょう。けれども、病気になると、これまで生きがいにしていた仕事もできなくなってしまいます。

そう考えると、いきいきと仕事をするためにも、健康がより大切なものであることがわかるはずです。ましてや、自分が死んでしまうと考えたら、自身の生活態度で、見直すべきことはたくさんあるはずです。

「迷い」や「不安」は、
医者にぶつけてみる

患者側の遠慮があらゆる「後悔」を呼び起こす

私の弟の義母が、原因不明の肺炎になったときのことです。弟から「かかっている病院で、原因がわからなくて有効な治療法がないと言われたんだけど、どうしよう」という連絡がありました。

私は、「こちらで診るから」と転院させるように言ったのですが、今診てもらっている病院に遠慮があったのか、あれこれ考えるうちに容体は日に日に悪くなり、義母はそのまま亡くなりました。

「もっと早い段階で違う病院を探せばよかった……」

言っても仕方がないことですが、患者さんご本人も、その家族も、悔やんでも悔やみきれません。

しかし、かかっている医師への遠慮と、ほかの病院に移ることへの罪悪感から、

患者さんやその家族の方たちが、最後まで行動を起こさないケースはけっして少なくありません。

私のクリニックに通っていた瀬島さん（仮名、40代男性）の場合もそうでした。

「妻が原因不明の発熱からはじまって急性腎不全になってしまったのですが、かかりつけの病院から『なぜ急に病状が悪化したのかがわからない』と言われ、人工透析はしているものの対症療法だけしかやってもらえず、状態は一向によくなりません」

それで、どうしたものかと私に相談に来たのです。

私は腎臓の専門医がいる病院を一刻も早く探して診てもらったほうがいいとアドバイスしました。

ところが、奥様が「今の先生に悪いから」と、ほかの病院に行くことに消極的だというのです。

原因がわからないと言い張っているのですから、その病院が奥様を治すことがで

きないのは自明です。

そこを早く見きわめて、別の病院でセカンドオピニオンを受けていれば、急性腎不全という危険な病態にはならずにすんだかもしれません。結局、この奥様は膠原病に伴う急性腎不全で亡くなりました。

もし、ほかの医師に相談したことで主治医の態度が変わるようなら、それは紛れもないドクター・ハラスメントですから、病院自体を替わったほうがいいでしょう。

─○ 患者は自分自身で自由に治療を選ぶべき

今の医療現場では、医師は権威で患者は医師を仰ぎ見るようなおかしな関係性がはびこっていて、医師の偏った価値観の押し付けが、残念ながら多くの病院で起きています。

それに対する患者さんが医師任せだったら、両者の関係はまったく変わらないし、よくなりません。

医師＝権威という意識はすぐにでも壊していかなくてはなりませんが、患者さん

側にも過剰な遠慮があるのではないでしょうか。

西洋医学の治療は日々進化しています。明日には画期的な治療法が誕生しないとも限りません。

私は、西洋医学であれ、東洋医学であれ、補完代替医療であれ、その患者さんのそのときの症状に適した、いい治療をなんでも取り入れるべきだと考えています。

また、自分が行っていない治療が適していると思えば、私は患者さんにそう話します。

患者さんもまた、医師の言いなりになって治療を受けるのではなく、自分自身で自由に治療を選ぶべきです。

○── 補完代替医療を主治医が否定しても

多くの医師は、患者さんが自分の治療方針とは違う治療をやろうとすると嫌がります。いちばんの理由は自分の治療の効果がわからなくなるからです。

医師のなかには患者さんから「漢方薬も併用したい」と言われると、「私の治療方針に従えないなら、もう診ないよ」と、自分の治療方針以外は認めない医師もいるといいます。

たしかに、医師は患者さんの体を預かるという責任がありますから、そのことの正当性もわかります。しかし、患者さんに治療方針を押し付けてはいけないと私は思うのです。

私の知る限り、がん患者の大半は主治医の治療方針以外に、補助食品などを利用しているのではないかと思っています。

しかし、それを主治医に知らせなかったら、治療方針を見誤ってしまうこともないとは言いきれません。

私のクリニックにも、化学療法をしながら補完代替医療もやりたいという患者さんが来ます。

その方たちの多くは化学療法をしている医師の顔色をうかがっていて、「先生、

向こう（化学療法）の先生には内緒にしてください」と、ビクビクした様子で言ってきます。

同じ病院内でも、たとえば「痛みが緩和しないから漢方薬を処方してほしい」と別の医師のところに行くケースはあります。

そんなとき、患者さんは「主治医の先生に悪いから、漢方のことは内緒にしてほしい」と言うのです。

病院内のカルテは共通ですから、そんなことは主治医には筒抜けです。

治療で気になることがあるのであれば、それをきちんと主治医に相談すればいいだけのことです。それで結果的に漢方薬を飲むことになるかもしれませんし、また違う方針が出てくるかもしれません。

私は、患者さん側もほかにどんな治療を望んでいるのか、どんな補助食品をとっているのかを、ありのまま主治医に伝えないといけないと思っています。

だから私は「よくなったら、そちらの先生にカミングアウトしてくださいね。よ

くなれば、医師に嫌われたっていいんだから」と言っています。

最低限そうしないと、化学療法の医師も、自分の治療が効いてよくなったと勘違いしたり、統計にも狂いが生じたりしてしまいかねないからです。

自分の体のことを
医者任せにしない

── ◦ 化学療法で乳がんが消えたのに

乳がんの場合、化学療法を事前にやって患部を小さくしてから手術をするケースがあります。石野さん（仮名、40代女性）の場合、化学療法をやって患部のカタマリが消えました。

ところがおかしなことに、そうやってカタマリが消えても、医師は手術は予定どおりに行うと言い出しました。いったいなんの手術をするかというと、がんがあったと思われるところを切るというのです。その医師は石野さんに、「確実なものにするから」と説明したそうですが、まったくもっておかしな話です。

おそらく、手術をすれば、「自分はできることを精一杯やった。再発しても私の責任ではない」と言えるからでしょう。

治療方針のほとんどは主治医の独断で決まる

日本の医療の現場では、主治医が自分の専門分野の土俵で話すことがほとんどです。ですから、外科に行けば手術できるものは手術ありきになってしまっていて、それ以外の治療方法は考えない、というのが当たり前になっています。

たとえば、食道がんの患者さんを診たのが外科の医師だと、「この患者は、がんの摘出手術しかないな」と決めつけてしまいます。たしかに日本での治療実績や経験という意味では、手術が標準治療かもしれません。

しかし、食道がんであっても、「まず手術ありき」ではないのです。　放射線治療と抗がん剤を組み合わせる方法でも結果はほぼ同じです。

本来であれば、内科と外科の医師がチームを組んで、治療方針を検討したうえで選択肢を提示して患者さんに選ばせるべきなのです。でも、日本ではこうした「チーム医療」はまれなケースで、治療方針のほとんどは、主治医の独断で決まります。

食道がんの手術は胃がんや大腸がんの手術に比べて治療成績が高くなく、患者さんの体力を消耗させて合併症や後遺症のリスクも高いのですから、「あのとき、化学療法プラス放射線治療を選択していれば……」と後悔する可能性もないとは言えません。

こうした偏った価値観の押し付けは、残念ながら多くの病院で起きていることです。だからこそ、患者は医師任せにしてはいけないのです。

——○ 治験病院で治療放棄されてしまった

反対に、手術を拒否されたというケースもあります。

食道がんになった患者さんが、ある病院で化学療法の治療を受け、経過も良好だったのですが、それから５年が経って同じ病院で検査を受けたところ、今度は大腸ポリープが見つかったのです。

そのとき、その病院の医師はこう言ったそうです。

「この病院ではあなたは食道がんの患者で、その経過は良好ですから、もうあなたの治療はしません。大腸ポリープの摘出をやるなら、ほかの病院に行ってやってもらってください」

これは完全に治療放棄、医療法違反です。その病院は別名 "治験病院" と呼ばれ、新薬を試すことには非常に積極的なのですが、治験に該当しないものについては我関せずで、ほかの病院に行くようにと追い払ってしまうらしいのです。

──◯ セカンドオピニオンをためらってはいけない

治療について後悔しないためにも、患者側も、医師の言うことを鵜呑みにしたり、主治医以外にセカンドオピニオンを求めることをためらわず、治療方針はきちんと自分の意思を持って決めるべきです。

患者さんは、「医師は専門家なのだから、素人が口をはさむべきではない。任せておくべきだ」という上下関係に慣らされてしまっているため、「先生がおっしゃるとおりにします」と、全部医師に依存してしまうのでしょう。

でも、自分の体のこと、病気のことなのですから、不安があれば十分に納得がいくまで医師に聞いたほうがいいと思います。他人の言いなりになって悪い結果になったら、悔やんでも悔やみきれないということになるからです。

多くの医師は基本的に「自分の治療方針は正しい」と思っているので、それを押し付けてきます。でも、方法はほかにもあるかもしれないのです。

こんな患者さんもいらっしゃいました。ほかの病院で乳がんと診断されて、私のクリニックに相談に来たのです。

最初に受診した病院では、化学療法をすすめられたのですが、髪が抜けるから化学療法ではなく手術をしてほしいと意思を伝えたところ「治療方針に従えないなら、ほかに行くように」と言われたといいます。

化学療法の副作用で髪の毛が抜けたとしても、髪の毛はまた生えてくるのですから、「髪が抜けるのが嫌だから全摘出してくれ」と言うこの患者さんも極端ではありますが、だからといって「治療方針に従えないなら、ほかに行くように」と言うのはどうかと思います。

155

副作用で髪の毛が抜けたとしても、また生えてくることを医師がきちんと説明したうえで、それでも化学療法による治療方針を受け入れてもらえない場合には、「それなら、こちらの（外科）病院をご紹介しますから」と言うべきではないでしょうか。

第 **5** 章

終わりを意識して
今日を生きる

ただ長生きすれば、
幸せとも限らない

──○ 寝たきりになってまで本当に生きていたいか？

私は腎臓内科医として多くの患者さんを診察してきましたが、そのなかで腎不全を患って人工透析になった患者さんの多くが、QOL（生活の質）を落としていく姿を見てきました。

人工透析は、末期腎不全の患者さんの社会復帰を可能にするという意味では非常にいい治療方法ですが、実態としては、糖尿病が悪化し、合併症として腎機能が低下してから透析をはじめる患者さんが多く、導入する患者さんの平均年齢は60代後半と極めて高齢です。

80歳を過ぎた認知症の方が、ベッドの上で寝たきりの状態で透析を受けているケースも珍しくありません。

田口さん（仮名、80代男性）が人工透析をすることになってしまったのは、田口

さんがまだ60代のころでした。そのとき、田口さんの奥様に、「主人はもうあと数年でしょうか」と聞かれたことを覚えています。

ご主人が人工透析を受けることになり、奥様は肩を落とされていました。その当時は、こういう患者さんは透析開始後5年くらいで亡くなっていたのです。

奥様を励ますつもりで、私はこう申し上げました。

「そんなことないですよ。透析の技術は年々進化していますから、それこそ10年後にまだ生きているなんてことがあるかもしれないですよ」

それから20年が過ぎ、田口さんは途中から認知症を患い、80歳を超えると、もう足腰が立たなくなって寝たきりになってしまいました。それでも人工透析を中止することはできません。

結局、田口さんは84歳で亡くなられましたが、そのとき奥様が「自分が倒れるか」と思っていたので、ホッとしました」と言って、少しほほえんですらいました。

20年を超える延命治療を嘆き、ご主人が亡くなったことに安心感をいだいた奥様に、私は医師として複雑な思いを禁じ得ません。

── 一度はじめた延命治療は死ぬまで続く

透析技術は年々進化し、10年も、20年も生きていくことができるようになっています。手術の進歩は「死なせない医療」をどんどん進化させていますが、そのためにQOLやQODの向上を阻害しているという側面もあるのです。

「生きていても、いいことなんて何もないです。苦しいだけです。つらい、本当につらい。このまま死んだほうがどれだけ楽か」

こう口にする、寝たきりになった患者さんはけっして少なくありません。本人が望んでもいないのに、生きてしまうのです。寝たきりになってまわりに負担をかけてしまうようになる前に死ぬというのは、なかなかむずかしいことなのです。

たとえば、自力で呼吸が維持できない状態が長く続くような場合、気管切開をして直接管を入れて気道を確保し、人工呼吸器を取り付けて呼吸を維持できます。

ただし、もし回復が見込めない場合は、それはただ生かすだけの延命治療となる

161

可能性が高いのです。

また、栄養や水分補給ができなくなれば、お腹に小さな穴を開け、そこから胃に管を入れて、直接水分や栄養を入れる「胃ろう」という延命治療があります。

せっかく長生きしたものの、人生の締めくくりである最晩年に、「寝たきりで生命維持装置をつけられて暮らす」というような不本意な状態で生きるとしたら、果たして幸せと言えるでしょうか。

QOLを保ちながらの長生きでなければ、本人はもちろん、周囲の人をつらい目に遭わせてしまうことになるということを認識しておくべきではないでしょうか。

○──「死なせない医療」は本当の医療か?

2022年の時点で、日本人の「平均寿命」は、男性が81・05歳で世界第4位、女性が87・09歳で第1位です。一方、2019年のWHOの健康レポートでは、日本人の「健康寿命」は、男性が72・6歳、女性が75・5歳。全体で74・1歳と世界

第1位です。

ともに高い成績ですが、問題はふたつの寿命の差です。「平均寿命」と「健康寿命」とでは、男性で8歳、女性で12歳もギャップがあるのです。

「健康寿命」とは、「日常的に介護を必要としないで、自立した生活ができる生存期間」のこと。つまり平均寿命から「要介護など、自立できない期間」を引いたものなのことです。ということは、男性で8年間、女性で12年間も「要介護など、自立できない」暮らしをしているということになります。

「死なせない医療」の進歩が、健康寿命を過ぎた寝たきりのお年寄りを増やす一因になっているのです。

寿命をまっとうしようとしている高齢でありながら、ただ延命治療によって生きながらえさせているような状態を保つことが、本当に医療と言えるのでしょうか。

「思うように生きられない。死ねない」ということは、本人の尊厳を守っているとは思えません。

163

元気なうちに、「終わり」をイメージしておく

最終章…

● 病院側の事情でたらいまわしにされる

今、医療の現場では寝たきりの患者さんのたらいまわしが多くなっています。儲からない患者さんは3カ月くらいで転院させるのです。

その理由はこうです。診療報酬制度によって、一般病棟での入院基本料は、入院が90日を超えると低くなります。そうすると、病院側は採算割れを懸念して、ほかの病院への転院をすすめるのです。こうして寝たきりの高齢者がたらいまわしにされてしまうのです。

吉見さん（仮名、70代女性）は、大腸がんを患いましたが、ご自身はなんとか助かりました。ところが、今度は吉見さんのお姉さんが脳梗塞で倒れ、寝たきりになってしまいました。お姉さんはひとり身です。倒れたときは友人と一緒でしたから、救急車で病院に搬送され、一命は取りとめましたが、意識障害、言語障害のまま寝たきりになってしまいました。妹の吉見さんが見舞いに行って話しかけると、少し

反応があるようですが、目を開けたり手を動かしたりはできません。

入院から何週間かしても回復する見込みがなく、医療の助けなしでは生きていけない状態でありながら、「ここで入院をつづけることはできません」と言われてしまい、ほかの病院に転院するしかありませんでした。仕方なくほかの病院に移ったものの、しばらくすると、そこでもまた退院してほかの病院に移るよう言われてしまいました。そして次の病院でも……。病院を何度もたらいまわしにされ、今はかなり僻地（へきち）の病院でなんとか受け入れてもらっている状態です。

「見ていると不憫（ふびん）でね。病院も遠くなって、私も頻繁には行けなくなってしまったし旦那さんが亡くなっているんだから、逝かせてあげてもよかったかな……」

吉見さんは、そうため息をつくのです。

○── 60代になったらあと何年生きるかを考えておく

医師は目の前に来た患者さんを助けることしかできません。仮定の話ですが、救急救命医療で運ばれてきた90歳の患者さんを診て、「これは助からない」と医師が

勝手に判断をして、自然経過に任せて亡くなったとします。それで裁判を起こされたら、間違いなく医師は負けます。

同じケースで延命治療をして、寝たきりではあるけれども命は助かったとしましょう。しかしその場合、その後は亡くなるまで高額な入院費を支払いつづけなければならなくなって、家族が金銭的に苦しめられるというケースもあります。

結果的に望まれない延命治療をしたからといって、医師は訴えられません。なぜなら、延命治療が家族に地獄の苦しみを味わわせてしまおうとしても、目の前に来た患者さんに対して医療行為をしているからです。

このように、現実には医療行為が家族を苦しめてしまうことがあります。

だから、元気なときに意思表示をしておくべきなのです。ある一定の年齢になったら、自分の最期を誰にどのように託すかはきちんと考えて伝えておくべきです。

人は最期はひとりでは死ねないのですから、元気で日常生活を送っているうちに、きちんと死について考える習慣をつけておくことをおすすめしたいのです。

どんな最期を
遂げたいか、
「答え」を出しておく

──○ 本人に意思がなければ病気は治らない

私はたくさんの透析患者さんを診てきましたが、入院しながら透析を受けている高齢の方のなかには、必ずしもご本人の意思で入院されているわけではない場合があります。

本来なら在宅治療に切り替えてもいいのに、ご家族の事情で入院をつづける患者さんもいて、ご家族が見舞いに来ることもめったになく、ひとり悶々とした日々を過ごされています。

自分の意思でなく入院をしている患者さんのなかには、透析がない日のリハビリにもあまり積極的ではない方もいました。ご本人が少しでも日常生活を向上させようという意識を持たなければ、やがては寝たきりになってしまいます。

私のクリニックでは、西洋医学で原因がわからない患者さんが補完代替医療を希望されることが多く、ご家族が先に相談に来られる場合もあります。ご家族がなん

169

とか患者さんに生きていてほしいと願う気持ちはよく理解できます。でも、本人に治そうという気がなければ病気は治りません。

私は、最終的に治療をするかどうかを決めるのは、患者さんの意思によると思っています。

患者さんご本人が主体性を持ち、事前にご家族や身近な人とも話し合っておくべきだと思うのです。

ですから、ご家族の方には「ご本人はどう思っているんですかね」と必ず質問します。

治療して元気になりたいというご本人の意思が、病気を治すためには何よりも大切だと考えているからです。

もし患者さんご本人が本気で生きたくないと思っているとしたら、病院には来ないでほしいとさえ思うことがあります。

◯── 病院は、「患者さんを生かしてナンボ」

患者さんが望んでいなくても、医師は目の前に患者さんが来たら最善を尽くして助けようとします。治療法があれば手を施そうとします。なぜなら、命を助けるのが仕事だという価値観があるからです。

医師や看護師は学生のころから、病気をやっつけるということしか教えられてきていません。だから、目の前に患者さんが来れば、なんとしてでも生かそうとする。

たとえ患者さんが望まなくても、医師や看護師は死なせる気はないのです。

病院というのは、「患者さんを生かしてナンボ」と考える人たちの集まりでもあるのです。

ですから、寝たきりの人で、これ以上はお金が続かないとしても、「それは我々の範疇ではありません」などということを、結構平気で言うこともあるのです。医療費が払えないような患者さんには、ソーシャルワーカーをつけて生活保護を受け

させて、治療を続けるケースもあります。

● 膨らむばかりの終末期の医療費

厚生労働省の発表した令和4年度医療費の動向によると、概算医療費は46・0兆円で、前年度から1・8兆円（4・0％）の増加となりました。

医療保険適用分で見ると75歳未満が25・8兆円で全体の約58・9％、75歳以上が18・0兆円（全体の約41・1％）となっています。ある統計では、国民ひとりが一生に使う医療費の約半分が、死の直前2カ月に使われるという報告があります。

高齢化は今後も進むばかりです。

厚生労働省「2022（令和4）年国民生活基礎調査」によると、2022年の65歳以上の高齢者世帯は2747万世帯と全世帯の約51％を占めています。高齢者世帯の割合が50％を超えたのは、初めてです。なかでもひとり暮らしの世帯は2007年の433万世帯から873万世帯と、15年で2倍に増えています。です

から、今後も高齢者の医療費が増えつづけることは容易に予測できます。

人工透析のような長期にわたる治療を必要とし、しかも高額な医療費がかかる病気の場合は、健康保険被保険者は「特定疾病療養受療証」交付の手続きをすると、医療機関での自己負担限度額は月額1万円となり、これを超えた分は健康保険で補ってもらえます（人工透析を要する70歳未満の上位所得世帯は、月額2万円の自己負担）。

たとえば人工透析は、1人当たり年間400〜500万円の医療費がかかります。日本には人工透析患者は約35万人いるといわれていますから、国は年間でおおよそ1兆4000億円から1兆7500億円の人工透析に必要な医療費を負担していることになります。

●── 死の問題はタブーではない

10年ほど前の話ですが、2013年1月に開かれた政府の社会保障制度改革国民

会議で、当時の麻生太郎副総理兼財務相は、終末期の高齢者などの高額医療費に言及して、「死にたいと思っても生きられる。政府の金で（高額医療を）やっていると思うと寝覚めが悪い。さっさと死ねるようにしてもらうなど、いろいろと考えないと解決しない」と発言しましたが、批判を受けてその発言を撤回しました。

延命治療はしたくないというご自身の考えとして発言していたものですが、波紋を呼び、大騒ぎになりました。公の場での表現の仕方として、不快感を与える部分もあったでしょう。

しかし、この話題を話し合うことはけっしてタブーではなく、議論すべきテーマだと私は思います。

国の財政には限りがあります。社会復帰が望める方ならいざ知らず、ご本人の意思かどうかもわからない寝たきりの方の延命治療ということですと、疑問を感じずにはいられません。

── 理想の死に場所をつくる

こうした望まない延命治療を行うことなく、一人ひとりが自分の意思で安心して幸せな最期を迎えられるような場所をつくろうと私が取り組んでいるのが、「エンディング・ビレッジ構想」です。

エンディング・ビレッジとは「滅びゆく村」のことではなく、3つのTO DO（HAVE TO DO、WANT TO DO、BE ABLE TO DO）を基本的にし終え、よい意味での死ぬ覚悟を持った人たちが、自給自足の共同生活をしながら最期を看取りあう場所を指します。

モデルになっているのは、岩手県遠野市にあったデンデラ野という姥捨山です。デンデラ野は、遠野では「死者の霊の行く処」あるいは「姥捨」を意味するそうです。

姥捨山の跡地といわれる場所は小高い丘の上にあり、片隅に藁葺き小屋があり、

そこにある説明碑文には「ここの老人達は日中は里に下りて農作業を手伝い、わず

かな食料を得て野の小屋に持ち帰り寄り添うように暮らし、命が果てるのを静かに

待ったと伝えられています」とあります。

姥捨山というと、口減らしのために年寄りを山奥に捨てるという残酷な印象を受

けてしまいます。

ところがデンデラ野は、家族に捨てられたのではなく、60歳になるとまだ身体が

動くうちに自ら移り住み、自給自足の共同生活を送りながら最期を看取りあう場所

だったようです。

エンディング・ビレッジは、ホスピスや緩和医療の場ではありません。まだ元気

なうちに入村し、自給自足で生活をして、その後自由が利かなくなっても助けあい、

最期は看取りあいます。その際、村民同士が統合医療を提供します。

ここで提供される統合医療とは、単純に現代西洋医学と補完代替医療を組み合わ

176

せた医療ではありません。

繰り返しますが、統合医療とは、「個人の年齢や性別、性格、生活環境、さらに個人が人生をどう歩み、どう死んでいくかまで考えたうえで、西洋医学、補完代替医療を問わず、あらゆる療法からその個人にあったものを見つけ、提供する受診側が主体の医療」です。

人を幸せにする医療、あるいは死ぬときに後悔が最小限になる医療と言ってもいいでしょう。村民たちは自らこの統合医療を学び、提供するのです。

自給自足で助けあうので、基本的に財力は不要です。もちろんご家族やその他の訪問は自由。まだ構想の段階ですが、実現できれば理想的な死に場所になると考えています。

「もしものとき」の家族の姿を想像してみる

──○ 母親への延命治療を拒否した家族の迷い

症状が悪くなったときに、自分はどのようにしたいかという意思を家族に伝えていない方があまりにもたくさんいます。意思を伝えていないため、いざとなると家族はうろたえてしまうことになります。それはとても不幸なことです。

佐藤さん（仮名、40代女性）の場合もそうでした。彼女は今も、脳卒中で倒れたお母様の延命治療をしなかったことに苦しんでいます。お母様は遷延性意識障害（植物状態）という重篤なこん睡状態にあり、回復する見込みはほとんど考えられない、と病院で言われました。

「もしものときは、どうしますか」

医師からそう聞かれても、お母様が元気なうちに「余計な延命治療はしないように」という意思を明確に聞いてはいませんでした。

「母はそうすると思うから」

179

佐藤さんはそう思って、胃ろうや臨終前の心臓マッサージは行わないことにした
のです。でも、そう決めたあとに「でもよくなったらどうしよう」という気持ちと、
「意識のない寝たきりの状態でずっとチューブをくくりつけられているくらいなら
……」という気持ちが交互に浮かび、精神的にだいぶ参っていました。

精神的な苦痛に追い打ちをかけたのが、叔母、つまり、亡くなりかかっている方
の妹さんの存在です。「母親を見殺しにするなんて、あんたは冷たい」と泣きなが
ら責められたというのです。

⎯○ 意思が伝えられる時間を無駄にしてはいけない

「私が引き金を引いちゃったのかな」と佐藤さんは言いました。

私は「それは違いますよ。お母さんは重い病気で倒れたのですから」と励まして、
日本老年医学会の『高齢者ケアの意思決定プロセスに関するガイドライン』を紹介
しました。

ガイドラインでは、「終末期である高齢の患者さんが、もう自分で食べることが

できないことを十分に検討したうえで、胃ろうなどの延命効果が期待できても生活の質が損なわれる場合には、本人の意向によって延命治療をしない（または中止する）選択肢もある」ことを紹介しました。

また本人の意思が確認できない場合は、家族が十分に話し合い、本人にとって最善の選択を行うという指針を示しています。

彼女のケースは、お母さんの意思が明確にあれば、迷わないで胃ろうなどをしないという選択も可能だったのです。

──○ 母が自分の意思を伝えていてくれたら

問題は本人の意思があるか、ないかです。お母様がエンディングノート（第1章参照）などに、明確に「胃ろうは拒否」「心臓マッサージは拒否」と意思表示していれば、こんなに娘さんを苦しめることはありませんでした。

延命治療をしたあとの生活の質を考えて、元気なうちにご本人が意思決定をして

おくことが重要です。もちろん、独りよがりではなく、家族としっかり話し合うことが大切です。

入院は1カ月、2カ月だけでなく、年単位になることもあります。そうなると経済的な負担も考えなければなりません。意思が伝えられるときに、自分の人生の幕引きについて家族と十分に話しておくことがもっとも大切なことなのです。

○ 家族が「延命治療をしない」と決めるのはむずかしい

延命治療によって「死ねない」患者さんの家族から、しばしば「先生、いつごろ死ぬんですか」と聞かれます。

それでも、もう死なせてあげたほうがいいのではないかというような状況のなかで死の淵をさまよっている本人を、医療は延命します。延命のために、たとえば「胃ろうにしますか」「人工呼吸装置を装着しますか」と本人の家族に決断を委ねます。

すると、「処置しなかったらどうなりますか?」と聞き返してくる人がいます。「そのまま亡くなりますよ」と言うと、「それはイヤなので、助けてください」となります。

182

本人の意思がわからないまま、ただ、周囲の人の都合で生かされている場合もあるのです。仮に本人が望んでいなかったとしても、お子さんたちが「生きていてほしい」という離れがたさで延命治療を選択してしまうこともあるのです。

しかし、延命治療を行った結果、長期間にわたって本人の意識が回復しないまま生きつづけることになった場合には、後々そのことを家族が悔やむこともあります。無駄だと言いきりたくはありませんが、実際の医療や介護の現場では、そう思われる延命治療が数多く実施されているのです。

私が問題にしたい高齢者に対する延命治療とは、「命をまっとうしようとしている人に対して回復の見込みがないのに行う延命措置」のことです。

本人の意思がわからない場合、家族が「延命治療をしない」という判断を下すのはとてもむずかしいことです。

せっかく長生きしたけれども、人生の締めくくりである最晩年に、寝たきりで生命維持装置をつけられて暮らすというような不本意な状態で生きるとしたら、それは幸せとはとてもいえません。

自分の命の選択を
人に委ねない

——○ 成功確率五分の手術か、元気なのに寝たきりか

私の親戚で、親の病気の治療のことで、とてもむずかしい選択を迫られたケースがありました。親戚といっても、義理の弟の、その奥さんのお母さんだから、私とは血はつながっていません。

こちらのお母さんは私の勤めていた病院にかかっていたので、入院した際は見舞いに行くなど、血縁関係がないといえども、身近に感じていた方でした。それだけに、私も身につまされるものがありました。

もう、何年も前のことですが、そのお母さんが心筋梗塞を起こして入院したときに、見舞いがてら行ってカルテを見たところ、コレステロール値が500mg／dℓくらいと異様に高かったことに着目しました。

ありえない数値だったので、ぎょっとして、家族を呼んで詳しく調べるように言いました。そこで、家族性高コレステロール血症という、難病指定されている病気

185

だということがわかったのです。

この病気は優性遺伝で起こる脂質異常症で、生まれつき血液中のコレステロール値が高い病気です。10年ほど薬を飲みながら悪玉コレステロールを吸着する治療をしながら生活していました。この難病が原因で心筋梗塞を引き起こしてしまっていたのです。

ところが、お母さんにはほかに、大動脈弁狭窄症という深刻な心臓機能の故障が見つかったのです。かなりの重症で、70代の中ごろに一度倒れてから心臓はガタガタな状態。少し動いただけでもし心不全を起こす状況でした。普通なら間違いなく手術です。

ところが、以前に心筋梗塞を患ったときに、カテーテルで造影剤を使ったことが原因で、アナフィラキシーショックの状態になってしまっていたのです。

アナフィラキシーショックは、人体の免疫機構に備わった「抗原抗体反応」により引き起こされるアレルギー反応の一種です。薬物過敏症などとも呼ばれることもあるくらいの怖いアレルギー反応で、発症すると「血圧低下」「呼吸困難」「意識障

害」などを引き起こし、死に至ることがあります。

——○ 究極の選択をしても結果が伴わないときがある

そのため、こちらのお母さんは造影剤が使えない状態でした。手術するにしても、造影剤を入れる事前の検査もできない。しかも、心筋梗塞になったときに行ったバイパス手術で、胸の下の骨の真下のところにバイパスを置いたために、胸を開く手術がとても危険な状態になっていました。バイパスを傷つけてしまったら、死に至らしめてしまう危険性が高かったのです。

とはいえ、手術をせずにそのままにしていたら、ちょっと身動きするだけでも心不全を起こしてしまいます。どう考えてみても、堂々めぐりで結論が出せない状態でした。

外科医に確認したところ、手術が成功する確率は五分五分でした。普通医師というのは五分五分の手術はやらないものなのです。そういう手術はやりたくないとい

187

うのが、本音です。でも、そのときの外科医は、患者さんが望むならやりましょう、と承諾してくれました。

かくして五分五分の手術をするか、それとも、足腰が立たないというわけでもないのに、寝たきりの状態で生きていくのか究極の選択を迫られたのです。

結局、手術をしない選択をしたのですが、一家の主婦であるお母さんが動かないわけはありません。結果的に心不全で亡くなってしまいました。この結果をご本人やご家族が悔やんでいたかどうかは、知る由もありません。

─○ 家族の脳梗塞治療で迫られた究極の選択

家族性高コレステロール血症は優性遺伝します。

残念なことに、義弟の奥さんとそのお兄さんが、お母さんの遺伝子を受け継いでいることがわかりました。

当時はいい薬がありませんでしたが、今は悪玉コレステロールを抑える新薬などが開発されていますので、私がお兄さんを受け持って診ています。診察に来る彼に

ご家族の様子も聞くことがありますが、その後、お父さんも大病を患ってしまいました。

お父さんはお酒が好きで、飲み過ぎが原因で血圧が高かったようです。妻を亡くし、支えを失ったこともあったのでしょう。脳梗塞で倒れてしまったのです。

義弟の家族は、カテーテルを通して血栓溶解療法をやるか、やらないかの選択を迫られました。

脳梗塞は、脳の血管が詰まった先が壊死(えし)していることがあるので、血栓溶解療法をとらないで助かっても麻痺が残る可能性があります。でも、血栓溶解療法をしてもその先が出血してしまい、命を落としてしまうこともあります。

このときもまた、このご家族は究極の選択を迫られたのです。脳梗塞ですから、選択に時間はかけられません。待ったなしでした。

義弟のご家族は今度はカテーテルを通して、血栓溶解療法をすることを選びました。その結果、時間とともに麻痺が取れ、お父さんは回復へと向かったのです。

ところが、その後、お父さんはパーキンソン病を患い、さらに高齢により認知症の傾向も見受けられるようになってしまいました。さらに肺炎を起こして生死をさまよったときには、さすがに家族は「積極的な延命治療はしないでほしい」と主治医にも伝えたそうです。結局お父さんは、お母さんの命日に亡くなりました。これも不思議な話です。

──○ 終末期治療の意思を表示しないと家族を苦しめる

自分を生み、育ててくれた親が死期を迎えようとしたとき、息子や娘とその家族が最終的な選択を迫られてしまうのは、大変酷なことです。

だからこそ、元気なうちに、自分がどこまで生きたいか、どういう状態になったらそれ以上は延命治療を望まないのか。そういったことを、家族にきちんと意思表示し、家族に究極の選択を委ねて精神的な負担をかけないようにすることが重要なのです。

延命治療とは、「病状の回復の見込みがなく、死期が迫っている終末期の患者さんに対しての生命維持を目的とした医療行為」です。

延命治療を拒否するのであれば、その意思を家族に伝えておかなければなりません。

私は、いざというときに家族をはじめ周囲の人があわてないように、またトラブルにならないようにこの本の巻末につけた「エンディングシート（医療処置についての意思確認表）」を作成することをおすすめしています。

延命治療や死後の措置について、どのようにしてほしいのかを示しておくのです。

「人工呼吸器」や「人工心肺」「経鼻栄養（鼻から管を入れて、胃に直接流動食を入れる）」や「胃ろう」といった措置や、臓器提供を希望するかどうかをシートに記して残しておけば、家族を迷わせることはありません。

普段から家族と
「死」について
話す機会をつくる

——◯「息子のためにまだ死ねない」と言う母の治療費を負担する娘

がん治療は大きな進化をとげ、最先端治療が次から次に生まれています。しかし、そのような技術や抗がん剤などの新薬の恩恵を受けるには、かなり高額な医療費を支払わなければならないのが現状です。

母親のがん治療のため、お金の負担があまりかからない伝統医療はないかと相談に来た斉藤さん（仮名、30代女性）は、母親が娘に相談もなくどんどん高額な治療をしてしまうことでかなりの経済的負担を感じていました。

斉藤さんのご家族は、斉藤さんの弟さんが生まれながらの障害者で、長年、その弟さんのことを気にかけてきた苦労もあったためか、お父さんはうつ病を患ってしまいました。そのため、とてもではないけれど息子さんのことや家事を手伝うことはできず、ましてや病気の奥様の相談にのれるような状態ではありませんでした。

斉藤さんは「私しか働けないのに、お金はどうすればいいんでしょうか」と嘆くのですが、お母さんはとにかく息子さんと夫をなんとかしなければという気持ちが強いようで、自分の病気が治るのならと、高額な治療をどんどん試してしまうというのです。遺伝子治療も行ったようなのですが、治療経過は思わしくありませんでした。

お母さんご本人の意識が変わらないと治療の効果が上がりません。まずはご本人とお話しすることにしました。

「お母さん、障害のある息子さんのことが心配なのはわかります。でも、娘さんがなおざりになっていませんか。人間、いつかは死にますよ。自分がいなくなったときに何が起こるかを予測して、最善策を考えたほうがいいですよ。このままでは、息子さんの面倒や落ち込んでいるご主人のことまで全部、娘さんに背負わせることになりかねませんよ。今回が、娘さんを解放してあげるチャンスと考えてみてはど

194

うですか」

私はそうアドバイスしました。普通に考えれば、親が子どもより先に死ぬのが自然の摂理です。どんなに息子さんのことが心配でも、いつまでも見つづけることはできないのです。

だからこそ、自分がいなくなったときのことを考えて、家族に負担がかからないようにキチンと話をして準備をしておくべきだと思うのです。

その後、斉藤さんのご家族は、息子さんを安心して預けられる施設を探すことになりました。そうすることで、お母さんも自分が亡くなったあとに残される息子さんへの心配事も少なくなり、安心してご自分の治療に専念することができるようになったのです。

私は、経済的につづかない医療はすべきではないと考えています。継続できないような金額の医療には、手を出さないほうがいい。なぜなら万が一効いてしまったときに、その療法が金額的に負担になって、家族が破たんするようなことがあってはいけないと思うからです。

大切な人たちに
自分の気持ちを
残しておく

── 死ぬときにお金が絡む悲しい後悔

本人が遺言を書いておかなかったことで、亡くなったあとに、お金絡みで残された家族が不幸になる。とても悲しいことですが、世の中にはそういうつらい話がたくさんあります。

医療に近いところで多く聞くのは、介護にまつわるさまざまな人間模様です。

たとえば、ある家庭では、親と同居をしていた次男の奥様が介護をしていました。親御さんが亡くなり、遺産を分配しようとなったとき、それまで仲のよかった兄弟が争うことになる話はよく聞きます。

血のつながった兄弟同士では、家は次男に、そのほかは長男と次男で均等になどと折り合っていたはずなのに、配偶者が絡んできて話がこじれてしまうこともあるようです。

遺産相続をめぐるストレスが原因で病気になってしまった方もいます。ある有名企業の創業家の方は、莫大な遺産相続が原因で税務署から追いかけられ、ストレスで乳がんになってしまいました。

「うちは資産家でもないから、そんな心配はないよ」という方も、金額の多小にかかわらず、死ぬときにお金が絡むことで、家族が仲たがいすることはたくさんあります。

──○ 遺族年金を増やすために延命治療をされてしまった

私が研修医だったころに受け持った患者さんのエピソードは、悲しくて、今も忘れられません。

患者さんは当時30代後半の男性。もう余命は長くはないだろうという状態で、私が担当になりました。

入院して数日経ったある日、奥様から「夫を〇月〇日までもたせてほしい」と言われ、その日から1カ月ほど延命治療をしました。

そして、奥様の指定した日が来ました。患者さんはすでにこん睡状態でした。

その枕元で奥様からこう言われたのです。

「ありがとうございました。あとは延命治療をしなくても結構ですので」

まるで愛情の感じられない、事務的な口調で告げられました。あれほど延命にこだわっていたのがウソのような、とてもドライな言い方でした。

どうやら、その日が勤続年数に応じて支払われる遺族年金の受給額が増加する節目の日だったようです。

私はいったいなんのために治療をしてきたのか。人間の欲というのは、こうまで人の心をむしばんでしまうのかと憤りを感じた出来事でした。

患者さんは、確かに意識はありませんでした。しかし、こん睡状態になった人も、聴覚は最後まで残ると言われています。患者さんが、その奥様の言葉を聞いていたとしたら、どんなに無念だったことでしょうか。

おわりに　中村勘三郎さんの死から学ぶこと

　2012年12月5日、歌舞伎役者・十八代目中村勘三郎さんの突然の訃報を耳にして、私はどう受け入れたらいいのかと、しばし呆然としました。

　私が勘三郎さんと最後に話をしたのは、同じ年の9月頃です。勘三郎さんは、7月に受けた食道がん手術の直後は経過もよく、一時は非常に元気にしていましたが、術後6日目に誤嚥による肺炎からARDS（急性呼吸窮迫症候群）になってしまいました。

　容体が悪化したため、手術を受けたがん研有明病院から、呼吸管理の専門医のいる東京女子医科大学病院に8月に転院。9月上旬には人工肺をつける治療のため、さらに日本医科大学付属病院へと転院しましたが、快方には向かいませんでした。

　そのため、この時期に肺移植が検討されはじめたようです。

私が手術後、最初にお会いしたのは8月に勘三郎さんが女子医大に移った直後でした。すでに人工呼吸器がつながれた状態で、声が出せなくなっていましたから、会話は口の動きを読むしかありません。私が顔を出すなり、

「いつ帰れるんだ」

長男である中村勘九郎さんと次男の七之助さんが出演する「六代目勘九郎襲名披露興行」は、その年2月の新橋演舞場を皮切りに、翌年2月の福岡・博多座での公演まで続いていました。その後は4月に新しい歌舞伎座の柿落としが控え、勘三郎さんは何がなんでも病気を克服して、舞台に復帰するつもりだったのでしょう。しっかりと見据えられた目に、生気がみなぎっていたのですから。

勘三郎さんと知り合ったのは、勘三郎さんの同級生が、私が監修した放射線ホルミシス療法の本を見てその内容を紹介し、それを勘三郎さんがかかりつけ医に相談したところ、かかりつけ医が偶然私の先輩であったことがきっかけでした。

でも、じつは私はそれよりずっと前に、勘三郎さんとお会いしていました。勘三郎さんは私の中学、高校の2級上の先輩だったからです。芸能人の卒業生も多い学

201

校でしたが、歌舞伎界の正統である勘三郎さんは、当時から輝いていました。

─○ 身体が動かなくなった

食道がんと転移していた右肩リンパ節の一部を切除する手術を受けたのが2012年7月27日。

その前に先輩のクリニックでお会いしたとき、

「がんになっちゃったよ」

そのことはもう世間にも知れ渡っていましたから、「知っていますよ。やっと連絡くれましたか」と話したことを覚えています。

そこからさかのぼること数年前に、神楽坂の焼鳥屋で会っていました。勘三郎さんはとてもエネルギッシュですから、話が芝居のことになると、その勢いはとどまるところを知りません。

「コクーン歌舞伎」や「平成中村座」が大人気を博しているときですし、海外公演

成中村座あたりでは、完全に体調を崩されたそうです。

いっ！」の稽古をしながら、9月に本番。そして10月に大阪城公園で幕を開けた平月には別の劇場で「文七元結」に出演し、並行して野田秀樹さん作の「表に出ろしかも全部違う役です。その後、5月はコクーン歌舞伎の稽古で、6月が本番。7

同年4月の「歌舞伎座さよなら公演」では、連日一部、二部、三部と出ずっぱり。

り返っていました。

「2010年は働きに働いて、体がショートしてしまった」と、本人は後日談で振

2年前の原因不明の病気のことを語り出しました。因があるはずです。何か思い当たることありませんか」と言ったら、勘三郎さんは食道がんになって、私のクリニックにはじめて来られた際に、「がんにも必ず原

は「わかった、わかった」と、耳には入っていない様子でした。お会いすれば「無理しないでくださいね」と余計な進言をしていましたが、ご本人までこなして、それはそれは目の回る忙しさだったと思います。私も医師ですから、

203

楽屋に向かう大阪城公園の階段を上るのさえつらくなっていたということでした。その平成中村座の後、11月末に名古屋・御園座で、父上である先代勘三郎さんの追悼舞踊会に2日間出た後、金沢でも踊り、やっとひと息つけると翌日から休暇で海外旅行に行ったコロンビアで、とうとう体が悲鳴を上げたのです。

一部では突発性難聴と報道されていましたが、そんな単純なものではなかったようです。「体が動かなくなった」と本人が表現したとおり、原因はよくわからないけれど、旅先の海外で倒れ、緊急帰国することになったと聞きました。

コロンビアから帰国して緊急入院した病院の医師から「歌舞伎をやめて、後進に道を譲ることを考えてはどうですか」と言われた勘三郎さんは、精神的にものすごく堪えたそうです。

突然の引退勧告ですから、相当に落ち込んだことでしょう。その後、いくつか病院を移って、「やめなくていい」と言ってくれるある医師と出会い、やっと望みがつながり、そしてそれが、2011年6月の復帰にもつながりました。

それからは手探り状態ながらも、体力的にしんどい時期をなんとか乗り切り、

2012年2月の六代目勘九郎襲名披露興行や、3月の平成中村座での襲名口上を務められたことを、ものすごく喜んでいたのです。

体力も徐々に戻り、「さあ、新しい歌舞伎座で『鏡獅子』が踊れるようになったら最高だ」と言っていた矢先の食道がん発覚。わかったときには、すでに転移がありました。

「ちょっとやり過ぎたな」

勘三郎さんはハッキリと反省していました。健康を気遣う暇もなく、体をないがしろにしていたと。あまりにも、背負っているものが大きかったのでしょう。「そこだよね」と、本人も言っていたほど、誰が見てもハードな働きぶりが原因で、体が悲鳴を上げたのではないでしょうか。

歌舞伎界を盛り上げたい、もっともっと面白くしたいという熱い情熱が、自身の体の悲鳴にも気がつかないほど、勘三郎さんを突き動かしていたのだと思います。

この時点で気づいて復帰を遅らせていれば、勘三郎さんの体は、がんという最後通告を出さずにいたかもしれません。

205

毎年、定期的にやっていた内視鏡検査を、前年は忙しくてできなかったそうです。「それでこうなっちゃったかな」と言っていましたが、「そういうもんじゃないと思いますけどね。　私は検診なんてやったことないですから」と答えたら、さすがの勘三郎さんも驚いていました。

──○ 下駄を預けたんだから迷わない

2012年7月、食道がん治療のために入院する前日、私は勘三郎さんの奥さんの好江さんから助言を求められました。　手術と、抗がん剤と放射線治療を併用する方法、どちらを選ぶべきなのか。

「そのどちらを選んでも、その後の見通しは同じです」と私は説明しました。　それを聞いたうえで、勘三郎さんは「（病院に）下駄を預けたんだから迷わない」と言って、手術することを選んだのです。

勘三郎さんは主体性を持って手術を選んだのですから、そのことを悔んではいな

かったと思います。　私も、　結果がこうなるなどとはそのときは思いませんでしたか

ら、「自分で決めたなら、　それでいいんじゃないですか。また元気で会いましょうね」

と言って送り出しました。

　手術後2、3日は元気でした。　翌日には集中治療室のなかを歩いてリハビリする

ほどだったようです。　本人からも電話をもらい、「もう退院も近いですね」と言っ

た覚えがあります。

　ところが、　手術後6日目に発症した肺炎から、「ＡＲＤＳ」という呼吸困難によ

り体に酸素が送れない重篤な状態になり、　9月には体外式膜型人工肺をつける状態

になってしまいました。

　その後、　勘三郎さんの容体は、　ＡＲＤＳから「肺線維症」という肺が硬くなって

縮小する症状にまで悪化、　そして最終手段である肺移植が検討されたのが11月でし

た。

　しかし脳死患者から肺の臓器提供を待っていると、　通常2年前後はかかります。

残された道は家族の肺を摘出して移植する、　生体肺移植だけでした。

ドナー（提供者）に手を挙げたのは、息子である勘九郎さんと、七之助さんでした。

生体肺移植は、ドナーの肺の下葉という部位を摘出し、患者の両肺として移植する方法です。ドナーの手術にもリスクが伴い、また肺活量も低下してしまう。それでも、ふたりの息子は「父が生きているだけでいいから、あげる」と、名乗りを上げたのです。

じつは私は、12月6日に勘三郎さんに面会する約束をしていました。亡くなったのは12月5日。4日の晩に、好江さんから「勘三郎さんが脳出血を起こしました」というメールが届いたのです。

勘三郎さんのがんは完治、肝機能は回復傾向にあり、肺の移植手術の許可も下りていました。ドナーとなる息子さんたちの検査日程も決まっていた。長期間人工肺を使っていると、血管が破裂したりするリスクがずっとつきまといます。もう少しだけ頑張ってほしい。周囲がそう願う最中に起きた脳出血でした。

血液の流れをよくする薬を投与されている勘三郎さんが脳出血を起こせば、それを止めることは、もうできないのです。

「のりさん(波野哲明・勘三郎さんの本名)、自分で死んじゃったじゃない……」

亡くなった日にご自宅にうかがい、好江さんから経緯を聞いて、私は、好江さんに思わず、そうつぶやきました。子どもたちを傷つけるくらいなら、歌舞伎役者としてこれから旬を迎える勘九郎さんと七之助さんの役者生命を短くするくらいなら──「もういいよ」。勘三郎さんはそう思って、自ら潔く旅立っていったのではないでしょうか。

そんなことが人間に可能なのかどうか、医師である私にもわかりません。しかし、誤解を恐れずにあえて言うとしたら、「かっこいい」。そう思わせる、見事な最期だったと思います。

あんなに「復帰するんだ」「息子の襲名披露に出るんだ」「新しい歌舞伎座の柿落としに出るんだ」と執念を燃やしていたはずなのに、奥さんや息子さんたちが肺移植という一か八かの延命治療に進もうしたら、「そんなことはしないでくれ」と潔く大見得を切って逝ってしまったのですから。本当に勘三郎さんらしい、型破りな死だったと思います。

209

── 〇 自分だったらどう最期を迎えたいか

しばらくして、私の携帯電話にメールが来ました。目を疑いました。差出人は勘三郎さんだったのです。

死んじゃってから49日たちました。

忘れないでください。

今まで優しくしてくれてありがとう御座います。

　　　　のりあき

「ちょっと待ってよ！」と、まわりに人がいるのもはばからずに、私は泣きながらそのメールに返信しました。

「忘れるどころか、逝ってしまった再会したい人ナンバーワンです。僕も波野さん

210

みたいに格好良く死にたいと思います。中村屋の健康を責任持ってまもらせていた
だきますから、ゆっくりお休みください。また会う日まで。　女子医大　川嶋朗」

勘三郎さんからのメールには「忘れないでください」とありました。

勘九郎さんと七之助さんは、勘三郎さんの危篤の報せを聞いて公演中の京都から
東京に戻り、病院で父を看取ったその足で再び京都に向かって、気丈にも襲名披露
興行に出演していたのですが、その口上で、勘九郎さんが「父を忘れないでくださ
い」と言っていたのです。

その言葉とメールの文面が重なり、私は勘三郎さんからのメールに涙をこらえる
ことができませんでした。

勘三郎さんが亡くなって、私はあることを確信しました。

かっこいい生き方をした人は、最期もかっこいい死に方をするものです。

自分は果たしてあんなにかっこいい死に方ができるだろうか。尊敬する勘三郎さ
んが亡くなって、私は改めて、自分だったらどういう死を迎えたいのかを真剣に考

え、自分の希望や意思を、生きているうちに家族に伝えておくことが重要だと感じました。

人間は、いずれは必ず死んでいきます。

これを意識することは、QODやQOLを考える際にとても重要になってきます。

自分の理想の死（＝QOD）について考え、準備をすることで、人生における生活の質や心の充実度（＝QOL）が高まり、人生はより豊かになると考えるからです。

死はすべての人に平等にやってきます。

しかし、QODについて普段から考えることで、それは別段怖いものでも、逃げたいものでもなくなります。後悔なく、満足のいくその日を迎えるために、私はQODについて考えることを提案したいのです。

死ぬ瞬間までいきいきと自分の理想的な生き方をまっとうし、残された家族に対する後悔もなく、希望どおりの最期を迎える。

これが「理想的な死」だと思います。

QODを高めることが、結果的に高いQOLを得ることにつながり、逆にQOLを高く保ったまま死を迎えれば、非常に満足のいくQODになる。両者はつねに隣り合わせなのです。

　　　　　　　　　　　　　　川嶋　朗

213

A. 医療処置についての意思確認表

いざというときの延命治療についてや、死後の措置について、これらの表に書き込むことで自らの意思を定期的に確認しましょう。自分だけでなく家族とも確認し合うことが大切です。

記入者名：

記 入 日：　　　　年　　　　月　　　　日

延命治療を希望するか　　　　　　□はい　　□いいえ

：「はい」の場合は下記の詳細へ。「いいえ」の場合は「B.自らの死
に際しての意思確認表」へ。

[心肺機能維持、回復のために]

①昇圧剤や強心剤の使用　　　　　　□はい　　□いいえ

：心臓の機能が弱まり、急激に低下した血圧を上げるため、また心
臓の収縮を強めるため。

②補助循環装置の使用　　　　　　　□はい　　□いいえ

：心不全に陥った場合、人工心臓などを用いて心臓機能を維持する。

③ペースメーカーの使用　　　　　　□はい　　□いいえ

：心機能が低下した際に心臓の拍動を促す機械。体外に取り付ける
ものと、手術で体内に埋め込むタイプがある。

④AED（自動体外式除細動器）の使用　□はい　　□いいえ

：電気ショックを与えて心臓の拍動を正常に戻す。

⑤心臓マッサージの実行　　　　　　□はい　　□いいえ

：心肺停止となった際、人力で圧迫を加えて蘇生させる。

[呼吸について]

①酸素吸入の実行　　　　　　　　　□はい　　□いいえ

：自発的に呼吸はできるが、補助のために酸素マスクや鼻から管を
入れて吸入させる。

②気管切開の実行　　　　　　　　　□はい　　□いいえ

：自発的な呼吸を維持できない状態がつづく際、気管を切開して直
接管を挿入して気道を確保する。

③気管内挿管の実行　　　　　　　　　□はい　　□いいえ

：自発呼吸ができない呼吸不全の際、口または鼻から管を入れて気
道を確保する。

④人工呼吸器の装着　　　　　　　　　□はい　　□いいえ

：呼吸不全となった際に装着する。現行の法制度上は、呼吸機能
が回復しない限り取り外すことは不可（取り外すことは死を意
味する）。

［栄養補給・水分補給について］

①末梢静脈栄養の実行　　　　　　　　□はい　　□いいえ

：口から食べられない場合、手や足の静脈から点滴で栄養補給する。

②中心静脈栄養の実行　　　　　　　　□はい　　□いいえ

：鎖骨の下、首、太ももの付け根など、太い静脈からカテーテルを
入れて高濃度の輸液を送る。長時間の栄養補給ができる。

③経鼻栄養の実行　　　　　　　　　　□はい　　□いいえ

：鼻から胃への管を通し、直接栄養補給を行う。

④胃ろうの実行　　　　　　　　　　　□はい　　□いいえ

：内視鏡手術で胃に穴をあけ、直接管を通して栄養を送り込む。

［その他］

①輸血について　　　　　　　　　　　□はい　　□いいえ

：血液を補給することで生命の維持をはかる。

②人工透析について　　　　　　　　　□はい　　□いいえ

：腎機能が低下した際に、人工腎臓によって血液を浄化する。

③緩和ケアについて　　　　　　　　　□はい　　□いいえ

：身体的な痛みや精神的苦痛を緩和する。

B. 自らの死に際しての意思確認表

[場所について]

最期の時は下記の場所で過ごしたい

□ 自宅　　　　□ 病院　　　　□ 施設
□ その他（　　　　　　　　　　　　　　　　　　　　　　　）
□ 周囲の判断に任せる（誰の？：　　　　　　　　　　　　　）

[葬儀について]

希望するスタイルは下記の通り

□ 家族葬（自宅・セレモニーホール・その他：　　　　　　　）
□ 直葬（葬儀を行わず、火葬のみ。参列は家族のみ）
□ 一般的な葬儀（自宅・セレモニーホール・その他：　　　　）
□ 葬儀はしない
□ その他の希望があれば（　　　　　　　　　　　　　　　　）
　　　例：宗派、戒名、派手に、地味に、かけたい曲、飾ってほしい花、遺影についてなど

[お墓について]

希望する埋葬スタイルは下記の通り

□ 決まったお墓があれば記入（　　　　　　　　　　　　　　）
□ 墓不要
□ その他の希望があれば（　　　　　　　　　　　　　　　　）
　　　例：樹木葬、散骨など

[死後の措置について]

病理解剖を希望する	□はい	□いいえ
臓器提供を希望する	□はい	□いいえ
献体を希望する	□はい	□いいえ

これら「A.医療処置についての意思確認表」「B.自らの死に際しての意思確認表」は、家族や大切な人と十分に話し合い、私の精神状態が健全なときに作成したものです。

年　　　月　　　日
_____

■本人氏名　　　　　　　　　　　　　　　　　　　　　印
_____

■本人住所
_____

■電話番号
_____

親族（代理人）

■氏名　　　　　　　　　　　　　　　　　　　　　　印
_____

■住所
_____

■緊急連絡先電話番号
_____

◎これらの意思確認表は私が自分自身で決定した意思表示ですが、記載されたとおりに延命治療が中止された場合の、医師に対する法的な免責を保証するものではありません。

川嶋　朗（かわしま　あきら）

1957年東京都生まれ。神奈川歯科大学大学院統合医療学講座特任教授。統合医療SDMクリニック院長。

北海道大学医学部卒業後、東京女子医科大学入局。ハーバード大学医学部マサチューセッツ総合病院などを経て2022年から現職。漢方をはじめとするさまざまな代替、伝統医療を取り入れ、西洋近代医学と統合した医療を担っている。西洋医学での専門は腎臓病、膠原病、高血圧など。日本予防医学会理事、日本抗加齢医学会評議員。

著書に『難病に挑むエネルギー療法』（幻冬舎）、『死に方改革』（ワニブックス）、『80歳をすぎても老化しない脳とカラダをつくる！もむだけストレッチ』（宝島社）、『心もからだも「冷え」が万病のもと』（集英社）、『終末までの生き方』（ビオ・マガジン）ほか多数。

どうせ一度きりの人生だから
医師が教える 後悔しない人生をおくるコツ

発行日　2024 年 4 月 10 日　第 1 刷
発行日　2024 年 5 月 3 日　第 2 刷

著者　　**川嶋 朗**
本書プロジェクトチーム
編集統括　　柿内尚文
編集担当　　山田吉之
編集協力　　山崎香織
デザイン　　岩永香穂（MOAI）
イラスト　　伊藤ハムスター
DTP　　　山本秀治（アクト）
校正　　　土井明弘

営業統括　　丸山敏生
営業推進　　増尾友裕、綱脇愛、桐山敦子、相澤いづみ、寺内未来子
販売促進　　池田孝一郎、石井耕平、熊切絵理、菊山清佳、山口瑞穂、
　　　　　　　吉村寿美子、矢橋寛子、遠藤真知子、森田真紀、氏家和佳子
プロモーション　山田美恵
講演・マネジメント事業　斎藤和佳、志水公美

編集　　　小林英史、栗田亘、村上芳子、大住兼正、菊地貴広、大西志帆、福田麻衣
メディア開発　池田剛、中山景、中村悟志、長野太介、入江翔子
管理部　　早坂裕子、生越こずえ、本間美咲
発行人　　坂下毅

発行所　株式会社アスコム

〒105-0003
東京都港区西新橋2-23-1　3東洋海事ビル
編集局　TEL：03-5425-6627
営業局　TEL：03-5425-6626　FAX:03-5425-6770

印刷・製本　日経印刷株式会社

©Akira Kawashima　株式会社アスコム
Printed in Japan ISBN 978-4-7762-1347-5

本書は、2013年6月に弊社より刊行された『医者が教える 人が死ぬときに後悔する34のリスト』
を改題し、一部加筆・修正したものです。

この本の感想をお待ちしています!

感想はこちらからお願いします

https://www.ascom-inc.jp/kanso.html

この本を読んだ感想をぜひお寄せください!
本書へのご意見・ご感想および
その要旨に関しては、本書の広告などに
文面を掲載させていただく場合がございます。

....

新しい発見と活動のキッカケになる
アスコムの本の魅力を
Webで発信してます!

▶ YouTube「アスコムチャンネル」

https://www.youtube.com/c/AscomChannel

動画を見るだけで新たな発見!
文字だけでは伝えきれない専門家からの
メッセージやアスコムの魅力を発信!

 X(旧Twitter)「出版社アスコム」

https://x.com/AscomBooks

著者の最新情報やアスコムのお得な
キャンペーン情報をつぶやいています!